IMAGENS que CURAM

Dados Internacionais de Catalogação na Publicação (CIP)
(Câmara Brasileira do Livro, SP, Brasil)

Epstein, Gerald
  Imagens que curam: práticas de visualização para a saúde
física e mental / Gerald Epstein; tradução de Jacqueline Valpassos. São Paulo: Ágora, 2009.

Título original: Healing visualizations: creating health
through imagery
Bibliografia
ISBN 978-85-7183-058-5

1. Corpo e mente 2. Imagem (Psicologia) – Uso terapêutico
3. Saúde I. Título.

09-00850   CDD-615.851

Índices para catálogo sistemático:
1. Imagem como terapia psíquica   615.851
2. Visualização: Desenvolvimento: Terapia psíquica   615.851

Compre em lugar de fotocopiar.
Cada real que você dá por um livro recompensa seus autores
e os convida a produzir mais sobre o tema;
incentiva seus editores a encomendar, traduzir e publicar
outras obras sobre o assunto;
e paga aos livreiros por estocar e levar até você livros
para a sua informação e o seu entretenimento.
Cada real que você dá pela fotocópia não autorizada de um livro
financia um crime
e ajuda a matar a produção intelectual de seu país.

IMAGENS que CURAM
Práticas de visualização para a saúde física e mental

Gerald Epstein

Do original em língua inglesa
HEALING VISUALIZATIONS
Creating health through imagery
Copyright © 1989 by Gerald Epstein
Direitos para a língua portuguesa adquiridos por Summus Editorial

Editora executiva: **Soraia Bini Cury**
Editoras assistentes: **Andressa Bezerra e Bibiana Leme**
Tradução: **Jacqueline Valpassos**
Capa, projeto gráfico e diagramação: **Gabrielly Silva**
Ilustrações: **Caroline Falcetti**

Este livro não pretende substituir qualquer tratamento médico.
Quando houver necessidade, procure a orientação de
um profissional especializado.

Editora Ágora
Departamento editorial
Rua Itapicuru, 613 – 7º andar
05006-000 – São Paulo – SP
Fone: (11) 3872-3322
http://www.editoraagora.com.br
e-mail: agora@editoraagora.com.br

Atendimento ao consumidor
Summus Editorial
Fone: (11) 3865-9890

Vendas por atacado
Fone: (11) 3873-8638
e-mail: vendas@summus
e-mail: vendas@summus.com.br

Impresso no Brasil

Para Rachel

AGRADECIMENTOS

Gostaria de agradecer especialmente a algumas pessoas maravilhosas que ajudaram a tornar esta obra possível. Primeiro, agradeço a Harris Dientsfrey, um editor extraordinário, cujos diligentes esforços e sábia orientação deram a este volume sua forma final. Como não poderia deixar de ser, agradeço ao falecido Tobi Sanders – que concebeu e inaugurou a subdivisão New Age da Bantam – por me pedir que escrevesse este livro.

Agradeço a Perle Besserman por sua valente colaboração na fase inicial desta obra, quando desbastou um calhamaço de mil páginas até reduzi-lo a algo viável.

Ofereço um agradecimento especial a madame Colette Aboulker-Muscat, que me ensinou a utilizar as imagens mentais e cujas lições permeiam minha compreensão e minha abordagem da visualização.

Devo muito a Ginny Flint por seu prestimoso trabalho nas ilustrações que pontuam o volume[1]. E, é claro, como poderia ha-

---

1. Nesta edição, refizemos as ilustrações originais com traços mais precisos e modernos. [N. E.]

ver um texto sem os dedicados esforços de Carol Shookhoff e Lisa Wood na digitação?

Agradeço também a Leslie Meredith, a quem coube a difícil tarefa de assumir o livro – após a morte prematura do senhor Sanders – e levá-lo a termo. E a Rachel Blumenthal, por seu apoio, encorajamento e sugestões sempre presentes ao longo da elaboração da obra.

Agradeço a todas as pessoas que ajudaram a criar alguns dos exercícios de visualização, entre elas Sheryl Rosenberg, Greta Gruber, Jean Kadmon, dr. Andrew Gentile e dra. Viviane Lind, bem como a meus pacientes, que preferem o anonimato.

A todos esses, minha profunda gratidão e estima.

SUMÁRIO

Introdução
11 · O PODER DA VISUALIZAÇÃO

Capítulo 1
21 · IMAGINANDO-SE COM SAÚDE
A preparação para o trabalho de visualização

Capítulo 2
35 · O PROCESSO DE VISUALIZAÇÃO
A ligação mente-corpo

Capítulo 3
45 · OBTENDO BONS RESULTADOS
COM A VISUALIZAÇÃO
O caminho para a completude

Capítulo 4
59 · ESQUEMAS DE CURA
Técnicas e imagens eficazes para problemas específicos

Capítulo 5
197 · EXERCÍCIOS PARA A SAÚDE

Capítulo 6
209 · OITO DICAS PARA DESENVOLVER SUAS PRÓPRIAS VISUALIZAÇÕES

Capítulo 7
217 · AS CRENÇAS POSITIVAS DA VISUALIZAÇÃO CURATIVA

INTRODUÇÃO

O poder da visualização

No começo do verão de 1974, passei seis semanas em Jerusalém como professor visitante de Direito e Psiquiatria na Escola de Medicina Hadassah. Naquela época, eu era um analista freudiano praticante. Formado em medicina tradicional, com especialização em psiquiatria, eu prosseguira os estudos a fim de me tornar psicanalista. Tal carreira havia sido o meu ideal desde os 19 anos e realizei-o aos 37. Quando fui para lá, achava que havia aprendido todos os incontestáveis "fatos" a respeito do espírito e dominava as principais respostas sobre a vida mental. Naquele verão em Jerusalém, entretanto, meu conhecimento da mente e de suas profundas conexões com o corpo sofreu uma transformação. Um dos resultados disso foi este livro, que é fruto de mais de quinze anos de prática clínica bem-sucedida, empregando o vasto potencial imaginal da mente para curar tanto os distúrbios físicos quanto os emocionais e indicar o caminho para a saúde e o aumento do bem-estar.

Em Jerusalém, conheci um jovem que se submetera a três anos de psicanálise intensiva – cinco vezes por semana – a fim de se livrar de uma depressão persistente. A análise havia trazido pouco alívio. Após esses três anos frustrantes, ele havia recorrido a uma senhora que praticava "visualizações mentais" ou, mais precisamente, terapia do "sonho desperto". Tivera quatro sessões com ela – uma vez por semana, por um período de um mês – e considerava-se curado.

Devido à minha ótica freudiana, quase não acreditei nele. Contudo, permanecia o fato de que em um mês, com uma terapia nova, sua depressão se dissipara.

Profundamente interessado, encontrei-me com a sua terapeuta, madame Colette Aboulker-Muscat (contemporânea, descobri depois, do clínico francês Robert Desoille, que desenvolveu a técnica de visualização chamada "sonho desperto dirigido"). Esse encontro mudou a minha vida. Contei a madame Aboulker-Muscat que soubera de seu impressionante sucesso com o jovem, mas nunca ouvira falar da técnica terapêutica empregada. Enquanto trocávamos algumas observações sobre visualizações mentais, comentei que a explanação de Freud a analistas sobre o uso da "associação livre" era basicamente um exercício de visualização. No exercício de Freud, o analista diz ao paciente para imaginar os dois viajando num trem, e o paciente deve olhar pela janela e ir-lhe descrevendo tudo que vê.

Madame Aboulker-Muscat respondeu-me com uma pergunta: "Em que direção vai o trem?" Fui apanhado de surpresa por essa questão aparentemente sem sentido. O que isso tem que ver com terapia? Preocupado com a possibilidade de lhe responder "errado", arrisquei cuidadosamente que os trens se deslocam na direção horizontal, e fiz um gesto com a mão indicando o sentido. Madame Aboulker-Muscat fez um gesto para o alto, usando a mão e o antebraço, dizendo: "Bem, e se a direção fosse mudada para esse eixo?".

Hoje, cerca de quinze anos mais tarde, não consigo reproduzir em detalhe tudo que atravessou minha mente naquele momento. Não estou certo de que pudesse mesmo na ocasião. O que aconteceu, e que me recordo até hoje como a essência daquele momen-

Imagens que curam

to, foi que senti um indiscutível senso de autorreconhecimento, o que chamamos de experiência transcendental. Foi uma epifania. Pareceu-me que o movimento vertical livrava-me dos padrões ordinários e estabelecidos de causa e efeito. Saltei para a liberdade e percebi que a função da terapia – a função do ser humano – é ajudar a libertar, a ir além do estabelecido, rumo ao ineditismo do qual todos nós somos capazes, e à capacidade que temos de renovar e recriar. É isso que a visualização, como descobri mais tarde, torna possível.

Durante os nove anos seguintes, estudei a visualização com madame Aboulker-Muscat. Aprendi sobre a unicidade da mente e do corpo, entre o mental e o físico, e as técnicas terapêuticas da terapia do sonho desperto, o que me capacitou a ajudar meus pacientes a utilizarem a unidade corpo-mente. A terapia do sonho desperto é uma viagem profunda e experiencial pela vida interior. Ela utiliza os sonhos noturnos do indivíduo ou suas conversas diurnas como ponto de partida para a exploração desperta. Os exercícios de visualização deste livro são uma espécie de sonhos despertos – sonhos que podem virar realidade.

O que é visualização mental? Dizendo de forma simples, é a mente pensando por meio de imagens.

Podemos pensar de várias maneiras. A mais familiar para nós é o pensamento lógico. Desde o século XVII, esse tipo de pensamento prevaleceu sobre todos os outros porque se tornou a base da ciência. Entretanto, há outras formas de pensar – formas não lógicas ou intuitivas – que coexistem com o pensamento lógico. Considere aqueles momentos em que você tem um lampejo de percepção – quando de repente você enxerga um novo modo de fazer alguma coisa ou descobre a solução para um problema aparentemente sem resposta. Esse tipo de pensamento é chamado de intuição. Como o educador Caleb Gattegno disse tão bem, sem intuição não seríamos capazes de pensar em nada novo.

A visualização mental, como a intuição, é um tipo de pensamento não lógico. O pensamento lógico, discursivo, é usado para fazer contato com pessoas no mundo diário e com o que podemos chamar de realidade objetiva. A visualização mental é o pensamento usado para fazer contato com a nossa realidade interior subjetiva. Minha experiência como médico que pede aos pacientes que perscrutem sua vida interior mostrou-me que esta é estruturada em imagens.

A linguagem das imagens é experimentada principalmente em sonhos noturnos ou devaneios diurnos. Quem quer que esteja familiarizado com visualizações aprende quase instantaneamente que podemos trabalhar com essa linguagem com a mesma facilidade que lidamos com a linguagem falada. De fato, a capacidade de compreender a linguagem das imagens e de se comunicar por meio dela provavelmente precede a comunicação pelas palavras. Tornar-se consciente da linguagem das imagens requer apenas que se preste atenção a elas.

Como veremos adiante, a característica mais marcante do trabalho de visualização é que ele pode ser acompanhado de mudanças fisiológicas. Os efeitos físicos benéficos da visualização não seriam considerados tão surpreendentes se normalmente encarássemos os aspectos mental e físico como as duas faces de um espelho que chamamos *corpo*. Mas há três séculos a medicina ocidental vem separando a mente do corpo. É surpreendente saber que nenhum outro sistema medicinal no mundo, inclusive a medicina ocidental anterior ao século XVII, faz tal distinção.

Atualmente, a medicina ocidental vem começando a explorar as conexões entre a mente e o corpo. A medicina comportamental e a psiconeuroimunologia são dois exemplos desse esforço. Muitos estudos sobre hipnose demonstram mais diretamente o impacto do mental sobre o físico. Pesquisadores descobriram, por exemplo, que os hipnotizados podem provocar irritações cutâneas em si mesmos ou evitá-las, podem induzir queimaduras e remover verrugas.

Embora a medicina (bem como a ciência) ocidental relute em aceitar que o mental pode alterar o corporal, acredita firmemente

Imagens que curam

no contrário – que o físico pode afetar o mental – e utiliza essa conexão com regularidade. Tranquilizantes, antidepressivos e anestésicos são exemplos disso. Uma vez que é óbvio que o corpo pode afetar a mente, não seria razoável supor que o uso do poder mental, como a vontade ou as visualizações, possa afetar o corpo? Minha experiência clínica dos últimos quinze anos é testemunha não só do efeito da mente sobre o corpo, mas também do poder das imagens mentais para ajudar a curá-lo. Tive a oportunidade de observar esse poder curador em uma variedade de distúrbios físicos e doenças. Entre os males nos quais obtive sucesso com o uso de imagens mentais para tratar pacientes incluem-se artrite reumatoide, hiperplasia prostática, cistos ovarianos, carcinoma inflamatório de mama, brotoeja, hemorroidas e conjuntivite. Um amigo meu usou as imagens mentais para se curar de um carcinoma de fígado. Os médicos lhe disseram, em 1982, que ele tinha poucas chances de sobrevivência, mesmo com o tratamento quimioterápico que começara a receber. Ele decidiu usar as técnicas de visualização com a quimioterapia durante dois anos. A partir de 1984, abandonou a quimio e ficou apenas com o trabalho de visualização. Meu amigo morreu de um ataque cardíaco cerca de treze anos depois de os médicos o declararem livre do câncer. Durante esses anos, ele nunca mais teve a doença.

Embora muitos relatos sobre a eficácia da visualização possam ser considerados fúteis, por se tratar de relatos pessoais em primeira mão, eles são tão importantes e autênticos quanto os dados recolhidos pelos métodos científicos. Vale observar que atualmente há dois importantes periódicos sobre ciências naturais dedicados à pesquisa da visualização: *The Journal of Mental Imagery* (da Universidade Marquette) e *Imagination, Cognition and Personality* (da Universidade de Yale).

Um conhecido provérbio diz: "Não há nada de novo sob o sol". Esse antigo ditado cabe como uma luva no campo aparentemente novo das imagens mentais.

Gerald Epstein

O uso medicinal da visualização está presente há séculos em muitas culturas ao redor do mundo (Tibete, Índia, África; entre os esquimós e os índios americanos) e, em alguns casos, há milênios. No Ocidente, enquanto a prática medicinal se expandia de sua antiga fonte no Egito e durante os tempos bíblicos, a visualização era uma técnica essencial e, algumas vezes, *o próprio* tratamento para os males físicos. Isso começou a mudar em meados do século XVII, quando a ciência natural e o pensamento médico moderno passaram a predominar.

Mais recentemente, enquanto a psicoterapia freudiana varria a maior parte da Europa, a Inglaterra e, mais tarde, a América, uma corrente que fazia uso de técnicas de visualização passava virtualmente despercebida. Elas eram praticadas principalmente na França, na Alemanha e na Itália, por médicos independentes, sendo Carl Jung o mais conhecido deles. Esses homens – médicos e psicólogos por formação – usavam métodos de visualização principalmente para tratar doenças emocionais. As técnicas desenvolvidas por eles receberam diversos nomes: sonho acordado dirigido (Robert Desoille), imaginação ativa (Carl Jung), imaginação dirigida (Hanscarl Leuner), psicossíntese (Roberto Assagioli). O trabalho deles abriu caminho para o uso das imagens mentais no tratamento de doenças físicas.

Quase ninguém sabe que a figura mais influente da psicologia do século XX, Sigmund Freud, o homem que inventou a terapia falada, tenha empregado – com sucesso – a visualização para tratar um menino de 14 anos que sofria de um tique físico. Só foi necessária uma sessão. O mais irônico sobre esse episódio é que, enquanto esse caso, tratado por meios não analíticos, foi bem-sucedido, não há um exemplo sequer de tratamento psicanalítico, entre os relatados por Freud nos 25 volumes de sua obra, que tenha tido resultado semelhante; esse foi o *único* tratamento eficaz e completo mencionado por Freud e a única vez em que ele usou a visualização como técnica terapêutica.

É assim que Freud relata o caso em *A interpretação dos sonhos*, de 1899:

Imagens que curam

Um rapaz de 14 anos me procurou para tratamento psicanalítico sofrendo de espasmo hemifacial, vômitos histéricos, dores de cabeça etc. Comecei o tratamento assegurando-lhe que, se ele fechasse os olhos, veria imagens ou teria ideias que então me deveria comunicar. Ele respondeu utilizando imagens. Sua última impressão antes de me procurar foi revivida visualmente em sua memória. Estivera jogando damas com o tio e via o tabuleiro na sua frente. Pensou em várias posições favoráveis ou desfavoráveis, e em jogadas que não deveriam ser feitas. Viu então um punhal sobre o tabuleiro – um objeto pertencente a seu pai, mas que sua imaginação colocara sobre o tabuleiro. Logo havia uma foice sobre o tabuleiro e, em seguida, uma alfanje. Apareceu então a imagem de um velho camponês cortando a grama em frente à longínqua casa do paciente com uma alfanje.

Freud então apresentou ao jovem uma interpretação dos símbolos. Mas o ponto importante nesse contexto é a técnica de Freud – a técnica de visualização de imagens. Após essa sessão única, Freud afirma, o tique e outros sintomas do rapaz desapareceram. E o uso da visualização por Freud, ao que parece, também cessou.

Este livro oferece, pela primeira vez, uma adaptação do trabalho de visualização mental para uso tanto em problemas físicos quanto emocionais, abrangendo diversas doenças comuns (e algumas não tão comuns). Esses exercícios constituem um ponto de partida para que você participe de sua própria cura. Não estou lhe sugerindo que pare de ir ao médico ou deixe de tomar os medicamentos que lhe foram prescritos, mas oferecendo um método que lhe permitirá ser parte *ativa* da sua saúde e do seu bem-estar.

Quero deixar claro que os exercícios não são de estratégia. Não constituem novas maneiras de lidar com as experiências atuais. Ao contrário, a visualização fornece a técnica de gerar *novas* experiências. Em lugar de simplesmente reagir às experiências, você as cria – do mesmo modo que faz na vida, quando estabelece uma nova meta intencionalmente.

Gerald Epstein

A organização deste livro é direta. Primeiro, abordo a preparação mental para a visualização, alguns conceitos por trás disso e as técnicas físicas necessárias. Depois, proponho exercícios de visualização que podem ser aplicados a mais de 75 distúrbios físicos e emocionais, listados em ordem alfabética. Em seguida, explico exercícios de visualização que o ajudarão a melhorar ou conservar sua saúde. Então, apresento oito sugestões para ajudar o leitor a desenvolver visualizações próprias, um processo natural para a maioria das pessoas. E, por último, concluo com um breve comentário sobre quais são, na minha opinião, as implicações mais gerais do uso das imagens mentais.

Basicamente, este é um manual de como usar a visualização para lhe ajudar a se curar e ter boa saúde.

Gostaria de explicar o significado deste livro com uma analogia que, para mim, reproduz de maneira bem aproximada a realidade da vida. Vejo a vida de cada indivíduo como um jardim que precisa ser cuidado. No fundo, não passamos de jardineiros aos quais foram confiados os jardins de sua própria realidade. Como jardineiros, temos funções especiais: antes de tudo, arrancar as ervas daninhas, depois semear e, é lógico, colher.

Os jardins que se enchem de ervas daninhas não conseguem produzir direito. Tais ervas sufocam as sementes e as impedem de criar raízes e florescer. Distúrbios, doenças e pensamentos negativos são ervas daninhas que permitimos crescer em nosso jardim. Emoções como ansiedade, depressão, medo, pânico, preocupação e desespero também são ervas daninhas. Pensamentos negativos e emoções estão intimamente ligados a distúrbios e doenças. Ninguém que reconheça a unidade básica corpo-mente se surpreende com o fato de que os pesquisadores tenham descoberto uma correlação entre emoções negativas e baixa imunidade. Do mesmo modo, pensamentos positivos engendram emoções positivas como o humor, a alegria e a felicidade, e os pesquisadores têm demonstrado que emoções positivas estão ligadas a boas reações imunológicas.

Imagens que curam

A visualização é uma técnica que permite eliminar pensamentos daninhos antigos e negativos e substituí-los por pensamentos novos e fecundos. Ao nos transformarmos em jardineiros de nossa realidade, a autocura se torna possível.

A saúde é algo que preocupa a todos nós. Sempre me perguntei por que delegamos a tarefa fundamental de autopreservação aos outros. Parte da resposta, certamente, é que não tínhamos antes as ferramentas que permitissem a autoajuda. A visualização é uma dessas ferramentas, e podemos usá-la para cuidar do jardim e assumir a autoridade sobre nós mesmos. Uma vez que você se torne um jardineiro ativo ganhará mais poder sobre sua saúde do que jamais julgou possível.

Esperança, força, autoridade e liberdade reais: é isso que podemos conquistar pela técnica de visualização que descrevo nos capítulos seguintes.

1. IMAGINANDO-SE COM SAÚDE

A preparação para o trabalho de visualização

Um amigo meu estava com um resfriado daqueles. "Sinto-me péssimo, Jerry", disse ele. "Você tem algum exercício de visualização que possa me ajudar?"

O exercício que lhe prescrevi e que todos podem utilizar como auxílio no tratamento de um resfriado comum chama-se *O rio da vida*:

Feche os olhos. Expire três vezes para relaxar. Imagine que seus olhos estão se tornando claros e muito brilhantes. Então, imagine-os voltando-se para dentro, tornando-se dois rios que correm dos seios paranasais para a cavidade nasal e a garganta, seu fluxo levando embora todas as secreções, a dor muscular e a sensação de nariz entupido. Os rios estão fluindo através de seu peito e abdômen em direção às pernas e saindo em filamentos negros ou cinzentos que você pode ver sendo tragados pela terra. Imagine-se exalando uma nuvem escura e suas secreções emergindo lá do fundo. Sinta a pulsação ritmada dos rios através de seu corpo e veja a luz vindo de

· 21 ·

cima, preenchendo os seios da face, o nariz, a garganta, todos os tecidos se tornando rosados e sãos. Ao sentir tanto o fluxo ritmado quanto a luz preenchendo essas cavidades, expire e abra os olhos.

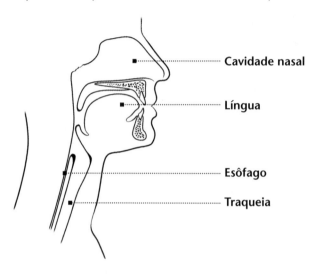

Recomendei ao meu amigo que fizesse esse exercício a cada 3 horas durante 3 a 5 minutos até seu resfriado melhorar. Dois dias depois, ele me contou que havia feito o exercício por um dia e se recuperara de imediato.

Coincidência, muitas pessoas diriam. Como é possível que imagens mentais de rios e luz possam ter algum efeito sobre os elementos fisiológicos que desencadeiam um resfriado? Não é verdade que os resfriados desaparecem sozinhos, mesmo que não se tome providência nenhuma? Talvez o pronto restabelecimento de meu amigo *tenha sido* uma coincidência. Entretanto, há mais de quinze anos venho testemunhando com regularidade coincidências desse tipo numa ampla variedade de distúrbios, muitos dos quais bem mais sérios do que um resfriado.

Escolhi começar com o exemplo do meu amigo por duas razões: primeiro, porque o resfriado é um dos males que nos acometem com mais frequência; segundo, porque o sucesso obtido

Imagens que curam

por ele demonstra que o trabalho de visualização é extremamente fácil de ser executado.

Os amigos sempre me pedem que lhes sugira exercícios de visualização para aplicar em todo tipo de dificuldades, crises e doenças, e sempre consideram esses exercícios úteis. Visualizações não exigem aprendizagem subjetiva ou muita orientação.

Recentemente, uma amiga minha fraturou o pulso. Foi atendida por um ortopedista, que lhe disse que aquele osso necessitava de três meses para se recompor. Tanto o diagnóstico quanto o prognóstico foram confirmados por um segundo ortopedista. Sugeri à minha amiga que auxiliasse a recuperação com o uso do exercício *Tecendo a medula*.

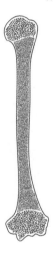

Feche os olhos. Expire três vezes e imagine as extremidades fraturadas dos ossos como aparentam estar agora. Imagine as duas extremidades encostando uma na outra. Imagine e sinta a medula fluindo de uma ponta para a outra. Imagine essa mesma medula branca sendo transportada em canais de luz azul através da corrente sanguínea, as arteríolas fluindo de um lado para o outro entre as duas extremidades, urdindo uma teia que aproxima as duas extremidades. Imagine-as tecendo uma perfeita malha simultanea-

Gerald Epstein

mente até que já não possa perceber nenhum sinal de fratura. Sinta que o osso agora está inteiro e abra os olhos.

Pedi a ela que repetisse o exercício a cada 3 ou 4 horas enquanto estivesse acordada, durante mais de 3 minutos por vez. Com esse exercício, resultados significativos podem ser percebidos em uma ou duas semanas. Após três semanas, minha amiga foi ao ortopedista para um checape programado e o médico descobriu que o osso havia sarado. O ortopedista ficou tão surpreso que imediatamente reexaminou as radiografias, que confirmaram sua expectativa original: pela sua experiência, o tipo de osso que minha amiga havia fraturado levava três meses para sarar. O ortopedista não pôde explicar os resultados que estava constatando.

Minha amiga me disse que ao deixar o consultório tremia de excitação ao se dar conta do que havia sido capaz de fazer em benefício próprio.

Visualizar – compor visualizações – *é* um processo simples. Significa encontrar, descobrir ou criar uma imagem mental, uma *forma* mental. Essa forma imaginada – mas ainda assim real – tem todas as características de um acontecimento, coisa ou situação que podemos ver em nossa realidade quando estamos acordados. A diferença é que, ao contrário dos objetos que percebemos quando estamos acordados, os da imaginação não têm volume ou massa. Resumindo, eles não têm substância. Contudo, têm energia. Devemos pensar nessas imagens como filhos mentais. Nós os criamos para atuar em nosso favor como agentes de cura; depois, com sua energia, eles continuam a estimular o processo de cura por conta própria.

Ao descobrirmos ou criarmos essas imagens, começamos um processo importante. As imagens são tão reais quanto nossas emoções e tão significativas quanto nossos sonhos noturnos. Obviamente, o que criamos é uma realidade subjetiva, mas ainda assim realidade, com o poder de afetar nosso corpo e nos dizer mais sobre quem somos.

Imagens que curam

Neste capítulo, abordaremos como preparar a mente para praticar as visualizações e usar a realidade interior para influenciar a saúde. Não há nada de complicado nisso: utilizamos aptidões normais que todos temos.

PREPARANDO A MENTE

Há quatro aspectos a ser considerados na preparação da mente para a cura por meio de visualizações. Os dois primeiros fazem parte de todo exercício de visualização. Eu os chamo de *intenção* e *tranquilidade*. Os outros dois elementos fazem parte da experiência de visualização como um todo. Eu os chamo de *limpeza* e *mudança*.

Intenção

A visualização de imagens está direta e crucialmente ligada à intenção, que é a ação mental que direciona nossa atenção e rege nossas ações. Todos sabemos o que é intenção. "Pretendo tirar férias no próximo mês", dizemos, e planejamos de modo adequado. A intenção nos guia nas grandes e pequenas questões. Se você liga a tevê é porque tem a intenção de assistir a ela. A intenção é a expressão ativa dos desejos, canalizada através do sistema psicológico. Frequentemente ela se manifesta como ação – física *ou* mental. Colocando de maneira simples, ela é o que desejamos conseguir.

O que isso tem que ver com visualizações e cura? Quando executamos um exercício de visualização, sempre começamos definindo e esclarecendo nossa intenção – o que desejamos conseguir com tal exercício. Por exemplo: se deseja curar um osso quebrado, você diz a si mesmo, antes de começar o exercício, que vai fazê-lo para recuperar o osso. Você dá a si próprio uma instrução interior. Experimente pensar nisso como uma espécie de programa de computação, só que para a sua mente, de modo a fazê-la concentrar-se apenas no processo em que está trabalhando. Se você diz a si mesmo que vai atingir uma meta específica com determinação, seu sucesso no emprego da visualização será maior.

A intenção depende da vontade, que é simplesmente o impulso da força vital que nos capacita a fazer escolhas. Todos temos essa capacidade, e isso se reflete nas escolhas que fazemos diariamente quando acordamos, nos vestimos, vamos para o trabalho, desempenhamos nossas tarefas – ou lemos este livro. Todas essas ações são atos da vontade.

Quando direcionamos nossa vontade temos uma intenção. A intenção é a vontade dirigida, e é essencial para todo o trabalho de autocura gerado por meio da visualização. Usando a visualização, direcionamos a vontade para dentro de nós, a fim de encontrarmos novos caminhos, que nos levem a uma saúde melhor e a uma vida mais rica. Tornamo-nos os mestres conscientes da vida.

Na rotina diária, usamos a vontade principalmente para nos concentrar em eventos externos: pelejamos para conseguir alguma coisa do mundo ou para moldar o mundo exterior às nossas necessidades (ou ao que pensamos ser nossas necessidades). Esquecemos que podemos direcionar essa mesma vontade, essa mesma força, para nós mesmos a fim de mudarmos e tomarmos as rédeas da vida. A vontade alerta, a intenção consciente, é o cerne da cura pela visualização. Muitas vezes, direcionamos o esforço que deveria nos ajudar para os outros, para autoridades de todo tipo, porque fomos condicionados a *não* usar nossa vontade em proveito próprio. A cura pela visualização nos dá a oportunidade de conquistar mais independência e liberdade. Algumas pessoas podem hesitar em aproveitar essa oportunidade, mas uma vez que tenham experimentado os benefícios sentem-se muito mais entusiasmadas do que temerosas. O que tais pessoas precisam ter em mente é que elas não fazem mal algum a ninguém, nem a si mesmas, ao se permitir a liberdade – a autoridade – de usar a visualização para contribuir para a autocura.

Tranquilidade

A segunda exigência na preparação da mente para a cura pela visualização é o que chamo tranquilidade.

Imagens que curam

O ambiente de cura requer dois tipos de tranquilidade: exterior e interior. A tranquilidade exterior nos ajuda a fixar a atenção na tarefa de voltarmo-nos para dentro. Distrações e aborrecimentos do dia a dia nos privam desse tipo de atenção. Não precisamos de um monastério ou de uma caverna para usar as imagens mentais, mas é necessário evitar os efeitos perturbadores do barulho excessivo.

Por outro lado, certos tipos de barulho podem ajudar a promover a tranquilidade interior: pássaros, sons da natureza, como a chuva e o vento, e até o distante zumbido do tráfego (inclusive as buzinas!). Se não nos irritarmos com o barulho nem nos esforçarmos para ignorá-lo, ele logo se tornará parte do exercício. Se você fizer um esforço concentrado para neutralizar o barulho, estará tão ocupado prestando atenção nisso que "bloqueará" o processo de visualização.

Algumas pessoas me contaram que fazem os exercícios no metrô ou no ônibus, o que demonstra como o ambiente pode ser produtivo! Entretanto, não recomendo essa prática (a menos que você esteja fazendo um exercício específico que requeira a visualização muitas vezes ao dia, inclusive no trabalho), pois ela leva à incorporação da prática de visualização nas atividades comuns do dia. A visualização, ainda que não exija esforço, é uma função especial, não outro hábito a ser incluído em seu cotidiano. Não use os exercícios de visualização para abstrair-se das longas viagens casa-trabalho. A cura pela visualização tem características próprias e funciona melhor em ambientes – e horários – reservados para esse fim. Em geral, recomendo que os exercícios sejam feitos três vezes ao dia – antes do café da manhã, ao entardecer e antes de dormir.

O aspecto interior da tranquilidade é o relaxamento. Você deve ter notado que os dois exercícios de visualização que descrevi anteriormente começam com a instrução de respirar fundo. Em breve falaremos sobre a maneira mais eficiente de respirar antes de começar um exercício, mas quero frisar que, para o trabalho de visualização que prescrevo, respirar fundo uma ou mais vezes – conforme as circunstâncias – é suficiente para criar o nível certo de relaxamento.

O estado de meditação ou, como é chamado, de relaxamento profundo não é recomendável, pois pode deixá-lo menos alerta ou até sonolento e, assim, menos sensível à experiência de visualização. O objetivo não é relaxar, mas sim visualizar e lembrar. A atenção, ou a extrema vigilância, é o estado de espírito exigido, e a própria atividade de visualização gera mais concentração.

No entanto, se você costuma ser bastante tenso e o exercício respiratório não é suficiente para produzir um relaxamento interno, há um exercício extra no capítulo 5. Mas, lembre-se: o relaxamento "profundo" não é desejado.

Limpeza

Um terceiro aspecto do trabalho de visualização é o que chamo limpeza. Nem todo exercício de visualização requer limpeza, mas ela é um dos passos iniciais mais importantes para que você se abra para a cura.

A maioria dos sistemas medicinais da Antiguidade empregava procedimentos de limpeza. Os médicos egípcios, por exemplo, fizeram do banho uma condição para a cura, assim como todas as culturas conhecidas do mundo antigo, do Ocidente e do Oriente. Os romanos eram famosos por suas técnicas avançadas de banho e de purificação em termas medicinais. Os *spas* modernos e a hidroterapia europeia são frutos populares desse antigo processo de limpeza para promover a saúde. Os judeus antigos instituíram um ritual de purificação chamado *mikvah*, que era tanto um lembrete da necessidade de manter a saúde pessoal quanto uma celebração do Shabat (considerado um dia de purificação).

A reação à limpeza geralmente é de alívio, que a maioria de nós sente na banheira ou no chuveiro. A experiência clínica confirma o significado interior da limpeza. Basta considerar os numerosos estados de espírito e enfermidades associados à "escuridão"

Imagens que curam

e à "sujeira". Muitas epidemias de infecções bacterianas que dizimaram populações ao redor do mundo se originaram em ambientes de saúde pública deteriorada e de condições anti-higiênicas. Hoje, as doenças crônicas surgem em áreas poluídas.

A doença mental – inclusive os estados psicóticos – é caracterizada por pensamentos "sujos", como fantasias sexuais violentas, e culpa advinda de atos como a masturbação. Pessoas muito deprimidas geralmente são desleixadas com a aparência e, como os psicóticos, tornam-se cada vez menos asseados porque perdem o interesse nas relações sociais e carecem da energia física necessária para limpar o corpo. Um exemplo extremo, embora cada vez mais comum, são os sem-teto, com seus sacos de lixo, irreconhecíveis como homem ou mulher sob sua capa de sujeira. Vale lembrar que o significado original de insano era "sujo".

Ao afirmar que a limpeza é necessária para o trabalho de visualização, naturalmente estou falando sobre algo além da limpeza física. Sem querer ser moralista, eu diria que ser saudável é ser "limpo", em todas as acepções da palavra. Eticamente falando, devemos nos perguntar até que ponto somos "limpos" nas relações com os outros. Muitas pessoas esperam nunca ficar doentes, como se isso fosse um direito nato. Contudo, iludem a si mesmas se não veem nenhuma conexão entre a doença e um comportamento inescrupuloso, e as consequentes experiências de culpa e autopunição – mesmo que exteriormente saiam impunes de seus "atos sujos".

Quantas vezes já ouvimos a expressão "o corpo não mente"? Pela minha experiência, isso se aplica tanto à saúde moral e ética quanto aos hábitos alimentares, aos exercícios físicos e às atitudes em relação ao trabalho. Isso vale para todos: cada imprudência moral ou ética é registrada no corpo e pode influenciar adversamente a vida física e mental.

Um deslize ético não significa apenas que você está enganando ou prejudicando alguém intencionalmente. A questão é mais complexa: você pode enganar também a si próprio.

Gerald Epstein

Um paciente me procurou sofrendo de câncer. A doença estava em sua família materna havia quatro gerações. Além disso, a cada geração um irmão da vítima de câncer comportava-se de modo a trazer vergonha, desonra e desarmonia à família. Todas as vítimas de câncer eram os cabeças da família e sabiam das atividades dos irmãos. E igualmente escolheram guardar os fatos para si, carregando seu pesar e preocupação em segredo.

No caso de meu paciente, o irmão ovelha negra era um jogador compulsivo que estava arruinando a família dele. Meu paciente estava tirando dinheiro da própria família para tentar pagar as dívidas do irmão. Seus familiares sofriam e não sabiam por quê. Meu paciente, na realidade, estava sem querer roubando deles. Além disso, estava mentindo por não contar a todos o que estava acontecendo. Sua vida moral estava comprometida (era um homem decente, íntegro) por causa de seu "apoio" ao comportamento negativo do irmão.

Em nosso trabalho terapêutico, o paciente acabou tomando consciência de que devia informar a família inteira da situação do irmão. Quando isso foi feito, o ar clareou e todos os outros familiares acudiram o irmão, confrontando-o. Depois disso ele foi se tratar, entrando, inclusive, para os Jogadores Anônimos.

Quanto ao meu paciente, foi como se lhe tivessem tirado um peso dos ombros, e ele entrou em fase de remissão.

Para chegar à cura devemos começar fazendo uma "faxina interior". Essa é a parte do ato consciente da vontade que precede a abertura para as imagens mentais, parte da decisão de nos autoanalisarmos lucidamente e de estarmos abertos a compreender o que nosso corpo e nossos sentimentos estão nos dizendo. Por meio de imagens, podemos nos livrar da sensação de que algo vai mal, combater a ilusão e esclarecer os padrões destrutivos a que sempre recorremos. Só então poderemos confrontar nossos males e chegar à autocura. A limpeza é parte da cura, e juntas elas abrem espaço para o surgimento de padrões novos e possibilitam um crescimento e uma completude inéditos e positivos.

Imagens que curam

Um exercício de limpeza com imagens também é uma ótima maneira de se preparar para o dia (para conhecer um desses exercícios, consulte o capítulo 5).

Mudança

O que quero dizer quando afirmo que a transformação é um elemento da cura pela visualização?

Tanto os físicos quânticos modernos quanto os místicos chineses já disseram que o que experimentamos subjetivamente como tempo, nosso retrato limitado da realidade, é, na verdade, o fluxo contínuo da mudança. A medicina tradicional chinesa baseia-se inteiramente na premissa de que as doenças nada mais são do que bloqueios do fluxo – ou seja, resistência à natureza mutável das coisas.

Tentamos nos agarrar ao que julgamos ser "bons momentos" e, nessa ânsia, seguramos firme, resistimos à possibilidade de dor ou de desprazer, e acabamos indo de encontro à dor que tentamos evitar. Claro que o ato de se aferrar a algo fugaz, fazendo de conta que é permanente, só pode acabar mal. Nesse caso, geralmente os problemas se transformam em doenças físicas.

As pessoas que trabalham com visualizações dizem que "sentir-se bem" está associado a "liberar" – coisas, ideias, preconceitos sobre si mesmo e sobre os outros – e a parar de tentar deter o fluxo dos acontecimentos. Elas não se tornaram fatalistas, daquelas que se sentam passivamente à beira do rio dizendo "o que será, será". Em vez disso, tomaram a atitude de abandonar o desespero decorrente de tentar se identificar com experiências, coisas e situações fixas, limitadas. Quanto mais o processo de liberação se intensifica, mais aumenta a sensação de bem-estar. Visualizar e deixar-se levar com o processo de mudança são atos inextricavelmente ligados.

Isso pode acontecer devido ao funcionamento distinto dos hemisférios esquerdo e direito do cérebro: o lado direito parece conectado com a intuição e a imaginação, enquanto o esquerdo

Gerald Epstein

aparenta estar relacionado com as funções da lógica, das palavras e do pensamento racional. Dar rédeas à imaginação, a imagens não causais, em lugar da organização das palavras no pensamento sequencial, permite nos rendermos ao fluxo das coisas. Quando colocamos a imaginação em pé de igualdade com o pensamento lógico, abrimo-nos à mudança e à renovação, dando-nos uma chance de aproveitar a constante sucessão dos momentos presentes enquanto vão acontecendo.

Na verdade, isso é o oposto da nossa experiência comum de nos concentrarmos geralmente no passado ou no futuro. Fazendo isso, aplicamos a atenção na descontinuidade, não no fluxo. Ligamo-nos a pontos fixos aos quais vinculamos um tipo prejudicial de julgamento e de significado.

Por exemplo, pensamos em nós como "formado no ensino médio em 7 de dezembro de 1953", ou dizemos que "o ataque a Pearl Harbor ocorreu em 7 de dezembro de 1941", e então ligamos a esses acontecimentos diversos pensamentos, lembranças, sentimentos, projeções e atitudes. Os acontecimentos se transformam em pequenas lembranças cristalizadas, que nos envolvem como se fossem uma casca – que, com o passar do tempo vai-se tornando cada vez mais difícil de romper. Se pudéssemos apenas registrar o acontecimento em si, sem comentário algum, sem categorização, julgamento ou rejeição, não ficaríamos bloqueados por "identificações de sentimento" que podem trazer doenças e tristeza. Não que seja possível permanecermos jovens e sadios para sempre, mas podemos envelhecer com a mesma graça que tanto admiramos nos santos e nos heróis. Ambos, aliás, não são nem um pouco diferentes de nós – exceto por sua capacidade sublime de acompanhar o fluxo da vida.

Quando entramos em sintonia com a mudança conseguimos perceber o paradoxo que a maioria de nós vive. Costumamos ter atitudes individualistas, independentes e talentosas, tentando mudar o destino. Entretanto, ao mesmo tempo tememos parecer diferentes dos outros. Embora seja muito bom nos encararmos

Imagens que curam

como indivíduos independentes, na verdade resistimos a novas maneiras de enxergar as coisas, o que é o verdadeiro sinal de individualidade e de independência. Gostamos de pensar que somos diferentes dos outros e mais autodeterminados que eles – e até podemos sê-lo. Mas, para algumas pessoas, esse sentimento pode mascarar uma necessidade de aprovação social – ou seja, de igualdade.

No mundo material, esforçamo-nos para nos destacar e ficar mais ricos, mais "autorrealizados" do que os outros; mas, à medida que subimos na vida, lá estamos nós procurando nos ajustar às normas de outros ricos. Claro que quem tem dinheiro tem mais liberdade para satisfazer suas vontades, mas os ricos podem ficar tão entediados com sua vida de luxo quanto nós podemos nos cansar de tentar ganhar dinheiro. A mudança não ocorre em pessoas que alteram apenas suas características exteriores.

O trabalho de visualização com o corpo e a mente é a guinada para o processo de autolibertação; com ele nos transformamos em indivíduos plenos e passamos a conviver facilmente com a mudança. Permitindo-nos nos afastar da rigidez do mundo dos bens e das aparências, o trabalho de visualização nos ajuda a rejeitar o comportamento e as atitudes que prejudicam nossa saúde.

Intenção, tranquilidade, limpeza, mudança – esses são os componentes de um estado de ânimo que cura. Você achará essas atividades recompensadoras por si sós. À medida que avançar nesta leitura e aprender a usar esses elementos para ajudar a curar suas doenças e seus problemas, você não apenas se tornará uma pessoa mais saudável como também mais livre, pronta para experimentar algumas das infinitas possibilidades que a vida nos oferece.

O PROCESSO
2. DE VISUALIZAÇÃO

A ligação mente-corpo

O que ocorre na mente e no corpo quando trabalhamos com imagens mentais? De que forma um fenômeno "insubstancial" como a visualização pode alterar a substância do corpo? Como já observei, a pesquisa científica não estudou a fundo o fenômeno da cura pela visualização, embora certas pesquisas tenham demonstrado um vínculo incontestável entre a mente e o corpo. Mas podemos lançar mão da experiência clínica, dos processos vitais e da observação de outras culturas para compreendermos o processo de visualização.

EMOÇÕES, SENSAÇÕES E IMAGENS

A chave para o processo do trabalho de visualização reside na conexão entre as emoções, as sensações e as imagens.

Comecemos com as emoções. As pessoas geralmente pensam que as emoções consistem apenas em sentimentos como felicidade, raiva, satisfação e tristeza. Eu vejo a emoção de forma mais

Gerald Epstein

abrangente: como uma reação aos estímulos. Emoção literalmente significa "pôr em movimento a partir de". Assim, emoção é igual a movimento; e movimento é a essência da vida, nosso elã. Às vezes, nossos movimentos assumem a forma de sentimentos, como felicidade, ódio, satisfação e tristeza, estados de espírito que perduram e reverberam dentro de nós; às vezes, eles tomam a forma de ação física ou reações extremas, como as demonstrações de raiva ou surpresa, sendo descarregados imediatamente. No meu modo de ver, não há vida sem emoção – ou seja, sem o movimento experimentado em resposta aos estímulos. Emoção é vida e tem tanto a forma exterior da ação e reação como a forma interior de sentimento.

As emoções estão intimamente conectadas com as imagens. Cada emoção pode manifestar a si própria como uma imagem. Há uma maneira simples de constatar o que estou dizendo. Simplesmente procure "ver" algum sentimento seu no momento. Se estiver feliz, pergunte-se com o que sua felicidade se parece; se gosta de esportes, pergunte a si mesmo com o que esse gosto se parece; se não tolera burrice, pergunte-se qual é a aparência dela. Em cada caso, asseguro-lhe, uma imagem lhe ocorrerá. Essa é a *sua* imagem. Ninguém mais no mundo vê exatamente a mesma imagem. Essa é a expressão visual do seu sentimento. As imagens dão forma às emoções.

Em meus quinze anos de experiência clínica trabalhando com visualizações, não encontrei ninguém que, sendo capaz de imaginar, não tivesse evocado uma imagem que traduzisse seu sentimento.

Uma imagem é a forma mental de um sentimento. Mas há também a forma física – as sensações. Cada sentimento engendra certas sensações físicas. Quando se está zangado, por exemplo, é frequente que se experimente um aperto no peito. Quando se está feliz, vivencia-se normalmente uma sensação de leveza por todo o corpo. Assim como um sentimento tem sensações físicas associadas a ele, o mesmo acontece com uma imagem. Não há imagem que não seja acompanhada por sensações.

Imagens que curam

O trabalho de visualização permite usar as imagens criadas para mudar suas emoções e sensações. Basicamente, você usa imagens para criar e afetar sua experiência: à medida que trabalha suas imagens e as transforma, simultaneamente você transforma e cria as sensações e emoções que as acompanham. Quando a imagem se transforma, o mesmo acontece com a emoção e também com as sensações. Como os lados de uma equação, emoção e imagem são iguais – duas expressões de uma mesma realidade –, e a sensação está vinculada a ambas. Ao transformar a imagem você transforma a equação. Então, comprovará que as imagens são, de fato, um caminho para a boa saúde, tanto física quanto mental.

O EIXO VERTICAL DAS VISUALIZAÇÕES

Minha experiência com madame Aboulker-Muscat revelou-me que o trabalho de visualização acontece fora da esfera mecanicista da causa e efeito. Acontece, por assim dizer, acima da terra. Quando madame Aboulker-Muscat pediu-me para identificar a direção do trem, fiz um gesto horizontal. Então, quando ela ergueu o braço, criando um eixo vertical, e me perguntou o que aconteceria se um trem se deslocasse ao longo desse eixo, vi que o trem estaria livre da relação ordinária de causa e efeito. Estaria acima da terra.

Acredito que o trabalho de visualização acontece no eixo vertical.

No mundo normal da causa e efeito, tudo é fixo e repetitivo. Não há novidade alguma. Tal e tal ação sempre causa tal e tal reação. Certos aminoácidos unem-se sempre em determinada cadeia para formar determinada proteína. Tais e tais quantidades de certos elementos químicos sempre produzem a mesma substância. O mundo dos físicos newtonianos é o mundo normal de causa e efeito.

Mas a esfera humana é diferente da esfera da Física. Vivemos em um mundo que criamos física, emocional e psicologicamente

– um mundo no eixo vertical. E, quando praticamos visualizações, reconhecemos que a vida humana está subordinada a outras leis além da banal causa e efeito. Temos a capacidade de criar coisas novas – e de influenciar a matéria física do nosso corpo. Se fôssemos apenas mecanismos, então é lógico que apenas um mecânico seria capaz de modificar-nos. Mas somos mais do que isso e podemos mudar por conta própria.

O trabalho de visualização busca colocar as pessoas no eixo vertical, que escapa à gravidade, já que se desloca para cima e torna possível driblar as restrições da vida terrena. Nos exercícios deste livro, você se imaginará regularmente no eixo vertical. Quando começar a desenvolver *suas* imagens para a autocura, acredito que se verá sempre se deslocando para cima, e depois para baixo, quando completar o exercício. Um exemplo: um amigo telefonou e comentou de passagem que estava com uma conjuntivite viral. Sugeri a ele que imaginasse tirar os olhos das órbitas, lavando-os em águas medicinais, e projetasse uma luz azul nas cavidades oculares. Alguns dias mais tarde, quando nos falamos de novo, ele me contou que seus olhos começaram a melhorar assim que ele deu início ao exercício. Mas por que, ele perguntou, sempre se imaginava dirigindo-se para o alto para alcançar as águas medicinais? Expliquei-lhe que o alto era a direção da liberdade, da cura. Meu amigo, por si só, havia descoberto o eixo vertical. (Ele também me contou que, depois que retornava os olhos às órbitas preenchidas com luz azul, a viçosa vegetação verde-escuro em torno da fonte medicinal irrompia em flores!)

Devido à minha experiência com imagens mentais, não fiquei surpreso em descobrir, ao estudar outros sistemas medicinais, que todas as culturas e tradições vincularam o movimento para o alto com transcendência, com mitos de voo, com cortar os laços e limitações do comportamento e atividades habituais do dia a dia e encontrar novos caminhos, novas maneiras de ser.

Imagens que curam

REMEMBRE-SE[2]

Quando pensamos em cura, pensamos em nos tornar íntegros. Tornar-se íntegro significa juntar os pedaços, pois quando estamos doentes, encontramo-nos, de certa forma, despedaçados. Curar-se significa recuperar a integridade.

O modelo para a função curativa de recuperar a integridade foi retratado há mais de cinco mil anos, no Egito Antigo, na história do deus Osíris, que foi assassinado por seu irmão Set. Seu corpo foi desmembrado em catorze partes, e cada parte foi enterrada em uma região diferente do Egito. A esposa de Osíris, Ísis, *recolheu* essas partes escondidas e trouxe Osíris de volta à vida ao *remembrá--lo*, ao reunir todas as suas partes.

Remembrar significa literalmente religar uma parte do corpo a outra. Por corpo, entenda-se o físico, o mental e o emocional. Tornar-nos íntegros engloba todos os três. Também significa recordar. Remembrar, então, é nos tornar inteiros ao recordarmos nossa integridade e ao recompor a mente e o corpo. A visualização é a maneira mental de remembrar e recordar. Ver imagens é ver inteiro: uma analogia mental do remembramento físico.

Se saúde e integridade estão associadas a remembrar, então podemos concluir que doença tem relação com esquecimento. Quando perdemos a integridade, que é o que a doença nos diz que aconteceu, esquecemos quem somos. As cirurgias podem ser tentativas de remembramento na esfera física. As visualizações são o processo análogo na esfera mental – e podem levar ao remembramento físico.

Na Antiguidade, filósofos – entre eles Platão – viam o indivíduo como um microuniverso, versão em menor escala da nação e do cosmo. O médico que trabalha com imagens mentais está alinhado à tradição holística. Qualquer ruptura no elo entre o indivíduo e um universo mais amplo – o familiar ou até mesmo o

---

2. Remembrar, do latim *rememorare*, forma antiga de relembrar. [N. T.]

social – requer reparo ao longo de toda cadeia. Quando um indivíduo remembra sua história pessoal, ocorre um "efeito em cascata" positivo, que acaba resultando, no final, na reestruturação de toda a humanidade.

É aí que a terapia com imagens termina e a cura, no sentido de integração, começa; é aí que o "paciente" se torna "pessoa", avançando além da cura de sintomas em direção a uma total autorrenovação; e é aí que o médico já não pode nem precisa ser um guia.

CUIDAR E CURAR

Cura significa o fim dos sintomas. O primeiro passo no processo da cura é dado quando você começa a *se cuidar*. A terapia com visualizações enfatiza que é você que tem de se ajudar a se curar, que é você que precisa se tornar seu próprio curador na medida do possível. (Claro que se você quebrar uma perna não precisa acreditar que tudo de que necessita são algumas doses de visualização para curar a fratura.) A prática da visualização visa ajudar você a descobrir e a usar recursos pessoais, além de fornecer as ferramentas que lhe permitirão ajudar a si próprio a se curar e a reforçar o tratamento médico que porventura estiver seguindo.

Descobri que a melhor forma de ajudar meus pacientes é lhes acendendo uma centelha criativa e permitindo-lhes que encontrem o próprio caminho para a manutenção de seu equilíbrio. Eu não curo os meus pacientes; só eles podem se curar. Eu ensino a eles os exercícios de visualização, dando-lhes, assim, as ferramentas para que se cuidem. Então, está na mão dos pacientes criar os próprios remédios no ato de administrá-los.

Quando alguém está sendo guiado no trabalho de visualização, a situação não é diferente de uma conversa conduzida na linguagem das imagens. Paciente e guia estão engajados numa colaboração ativa, na qual cada ato de visualização do paciente necessita que o guia seja igualmente ativo na "recepção" dessas imagens. O

Imagens que curam

resultado do envolvimento pleno daquele que imagina é que ele lembra tanto da informação intrínseca às imagens que ele evocou voluntariamente como ferramenta de cura quanto do poder que elas têm. E tudo isso é conseguido em estados normais de vigília, sem nenhuma ajuda extra do guia. O imaginador é encorajado a lembrar a imagem e o que ela sugere, a não esquecê-la e esperar por uma situação exterior ou pista subliminar que a estimule a entrar em ação.

No trabalho com visualização, quando cessam minhas instruções, o paciente se transforma em autocurador. Do mesmo modo que os exercícios físicos, as sessões de visualização são mais eficazes quando praticadas regularmente. Seus benefícios são tanto imediatos quanto cumulativos, trazendo um novo equilíbrio para o distúrbio do qual você vem sofrendo.

Conservar essa nova condição é sua responsabilidade, e é uma tarefa contínua. Pessoas que têm uma imaginação criativa e a disciplina de usá-la de um modo estruturado e frequente são mais capazes de manter a ordem e o equilíbrio do que as que apenas se deitam (literalmente) e deixam o médico ou terapeuta fazer a parte deles na sua cura. Mas *qualquer pessoa* pode aprender a usar as técnicas de visualização. Se permitir que sua imaginação trabalhe para você, descobrirá que se sente mais esperançoso e positivo por causa da luz interior que ela fará brilhar em sua existência.

Essa esperança é realista. A diferença entre pensamento "desejoso" e esperança realista é que o primeiro normalmente está associado a alguma experiência negativa, como a dúvida ou a ansiedade. A esperança realista não tem aspectos negativos. É uma avaliação sóbria, que geralmente traz uma sensação de paz.

Alguns pacientes não querem entrar numa relação mais igualitária com seus médicos. Agarram-se à antiga dependência, achando mais conveniente confiar na ajuda exterior. Os alienados e os solitários acham que o contato com o médico é um de seus poucos relacionamentos sociais. Eles cultivam esse contato mantendo-se no papel de doente dependente do médico para sobreviver.

Sentem-se tão desamparados e sem ânimo que querem que o médico faça todo o trabalho, sem assumir responsabilidade alguma pela própria cura. Mas a visualização pode ajudar até mesmo esses pacientes a descobrir reservas interiores de força.

Diversas vezes tentei mostrar às pessoas como é importante que elas se ajudem. É claro que compreendo que quando alguém está sofrendo é difícil deixar de optar por um "conserto rápido". Uma aspirina proporciona alívio imediato para uma dor de cabeça e lhe permite ir cuidar da vida. Mas quando você explora a dor com o olhar interior de sua imaginação descobre os significados expressos nela e pode curá-la tanto mental como fisicamente. Esses resultados são, é claro, mais duradouros e mais profundos do que aqueles resultantes de um comprimido.

A DICOTOMIA MENTE-CORPO

Ao longo deste livro haverá frequentes referências a "corpomente". Como você deve saber, muitas pessoas, inclusive a maioria dos médicos e dos cientistas, não consideram o corpo e a mente uma unidade. A partir de meados do século XVII, a ciência passou a tratar o corpo físico como uma entidade autônoma que tem pouca ou nenhuma relação com a mente ou com as emoções. Até Freud, que ajudou a sublinhar o poder das emoções, e os psicólogos de hoje compartilham desse preconceito. De maneira simplista: os médicos dizem que só o corpo existe; os psicólogos dizem que as emoções existem, mas não veem conexão integral entre as emoções e a substância física do corpo.

No processo de dissociar intelectualmente o corpo da mente, ambos foram fragmentados em unidades cada vez menores, de modo que surgiram especialidades médicas rígidas para lidar com distúrbios do ouvido, do pé, do cérebro, da psique, e assim por diante. Na realidade, nunca houve uma dissociação entre a mente e o corpo, nem poderá haver. O corpo e a mente são dois aspectos da mesma experiência humana: o corpo é quantitativo, a mente é qualitativa. Desse modo, mesmo que o médico não consiga determinar o distúrbio físico que explique sua queixa e lhe diga "está tudo na sua mente", ainda assim haverá um evento físico acontecendo. Se está na sua mente está em seu corpo também. Os dois são análogos.

O ESPELHO FÍSICO-EMOCIONAL

A perspectiva corpomente permite-nos perceber que os sintomas físicos são um reflexo, um espelhamento das questões emocionais; os sintomas físicos estão diretamente conectados às emoções. Ou seja, o corpo é tanto físico quanto emocional. Esses dois componentes são as duas faces da mesma moeda, inseparáveis, embora um possa estar oculto enquanto o outro se manifesta visivelmente.

Perceber o físico e o emocional operando juntos pode ser extremamente benéfico, pois quanto mais você sabe sobre si mesmo, física ou emocionalmente, maior o seu autocontrole.

Tomemos como exemplo o homem que veio me procurar sofrendo de insuficiência coronariana e que, devido a isso, ficava sem ar constantemente e sentia-se fatigado. Já passara por cirurgia e submetia-se a exercícios e dieta especiais, mas mesmo assim não estava bem. Além dos sintomas físicos, queixava-se de tristeza e depressão. Ao me contar como se sentia, ele descobriu que tinha o *coração partido* por pensar que sua esposa não o amava. Ali estava a chave. A melancolia daquele homem não causara o problema cardíaco, da mesma forma que o problema cardíaco não era a causa da melancolia. Tanto o seu estado emocional quanto sua condição física eram expressões do sofrimento provocado pela falta de amor que havia em seu casamento. Fora nesse contexto que seu problema de saúde se manifestara. Esse problema era *efeito* de um distúrbio maior na vida do homem. A cirurgia havia lidado com um efeito. Agora, ele precisava confrontar a causa da sua doença.

Cada parte do corpo físico tem sua contraparte emocional. Quando percebemos o significado emocional, nos damos conta

Gerald Epstein

de um contexto mais amplo para nos relacionarmos com nosso corpo. Isso significa que cada sintoma ou síndrome tem uma fonte para a qual o sintoma está chamando a atenção. Sem esse conhecimento, normalmente damos pouca atenção ao processo de cura, interessados apenas em nos livrar do sintoma desagradável. Quando o sintoma não é muito grave nada fazemos a respeito, e ele desaparece com o tempo. Nessas ocasiões, a oportunidade de crescimento oferecida pela doença é desperdiçada. Feliz ou infelizmente, dependendo do ponto de vista, os sintomas muitas vezes reaparecem ainda mais intensos, e nosso corpomente nos dá outra oportunidade de compreender mais claramente quem somos.

Na lista de distúrbios do capítulo 4, procurei falar um pouco do contexto e do significado de cada sintoma, e esbocei exercícios de visualização para problemas comuns que nos atingem. Diversos desequilíbrios físico-emocionais estão ligados a relacionamentos significativos ou a questões éticas e morais. Examinar tais fatores muitas vezes nos traz alívio. Você provavelmente vai descobrir que, ao fazer alguns dos exercícios de visualização que esquematizei, várias dessas questões sociais ou interpessoais emergem espontaneamente. Deixe o seu corpo e a sua mente falarem com você e permita-se ouvi-los.

OBTENDO BONS RESULTADOS COM A VISUALIZAÇÃO

3.

O caminho para a completude

O sucesso da visualização é diretamente proporcional à sua capacidade de se desligar do mundo exterior e voltar-se para dentro. Ao fazer isso, você consegue criar uma imagem mental que pode estimular o seu corpo físico. A imagem lhe ocorrerá espontaneamente, desde que você direcione sua vontade e atenção para dentro, longe do mundo exterior.

A POSTURA CORPORAL DURANTE AS VISUALIZAÇÕES

A posição mais eficaz para a prática das visualizações é a que eu chamo "postura do faraó". Utilize uma cadeira de espaldar reto e com braços. Sente-se com as costas retas e os braços pousados confortavelmente nos apoios, mãos abertas, palmas para cima ou para baixo, como preferir. As plantas dos pés devem estar apoiadas no chão. As mãos e os pés não devem permanecer cruzados durante o período da visualização, nem tocar qualquer outra parte do corpo. Essa posição de mãos e pés faz parte da técnica de manter a consciência sensorial concentrada, alheia a estímulos externos.

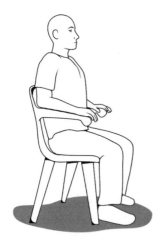

Através dos tempos, a postura do faraó foi adotada por soberanos que procuravam escutar seus guias interiores antes de tomar decisões. É uma postura que expressa a busca de orientação interior.

Uma cadeira com espaldar reto é melhor porque endireita a espinha dorsal, o que provoca um estado de alerta que aumenta a atenção. Recostar ou reclinar-se remete ao ato de dormir, e isso reduz a alta concentração exigida para visualizações eficientes.

Sentar-se com as costas retas também melhora a respiração; os pulmões precisam da postura vertical para se expandir completamente. E a consciência da respiração, como todos os médicos e curandeiros da Antiguidade sabiam, melhora o estado de alerta e a atenção aos processos mentais. Entramos em maior sintonia com a vida interior à medida que nos tornamos mais conscientes da respiração.

Embora a postura do faraó seja ideal para a visualização, há circunstâncias em que é preciso lançar mão das imagens mentais instantaneamente – por exemplo, ao sentir ansiedade. Em

Imagens que curam

tais situações, a visualização pode ser feita em pé, onde quer que você se encontre.

RESPIRAR PARA VISUALIZAR

A respiração desempenha um papel essencial em todas as experiências que dependam da interiorização. Quem medita se torna relaxado e tranquilo por prestar atenção à respiração. Os chineses igualam a respiração à própria mente. Exercícios de ioga, de preparação para o parto natural, levantamento de peso, corrida e qualquer outro esporte que exija intenção concentrada enfatizam a respiração.

Geralmente não prestamos atenção à respiração nem nos sentimos confortáveis ao focalizarmos nossa vida interior. Somos pessoas ativas, com pressa de conquistar o mundo lá fora e domar a natureza. Mas a vida interior detém a cura para desequilíbrios físicos e emocionais e a promessa de harmonia entre corpo, mente e espírito. Respirar é o ponto de partida que permite que a virada interior ocorra; é a conexão que nos permite descobrir nossas visualizações pessoais.

Para melhorar a visualização das imagens, diga a si mesmo que fique tranquilo e relaxado (sua intenção). Respire ritmicamente, inspirando pelo nariz e expirando pela boca. As expirações têm de ser mais longas e vagarosas do que as inspirações, que devem ser normais, sem esforço – ou seja, nem elaboradas, nem exageradas. Expirar mais lentamente do que inspirar estimula o vago, principal nervo tranquilizador do corpo. Originado na base do cérebro, na medula, esse nervo desce pelo pescoço e se ramifica para os pulmões, o coração e o trato intestinal. Influenciado por uma expiração mais intensa, o vago contribui para baixar a pressão arterial, desacelerar o pulso, os batimentos cardíacos e as contrações musculares do trato intestinal, reduzindo a frequência da respiração. Quando essas funções estão calmas, é mais fácil se concentrar no trabalho de visualização.

Gerald Epstein

Enfatizo a expiração em vez da inalação porque respirar para acalmar o corpo começa com *ex*piração, não com *ins*piração. O modo natural de inspirar primeiro e depois expirar nos estimula, por excitar o sistema nervoso simpático (ou excitatório) e a medula adrenal (que secreta a adrenalina). A ênfase na expiração, por outro lado, estimula o sistema nervoso parassimpático e o nervo vago, o que ajuda o corpo a se acalmar e a relaxar.

Quando estiver confortável com a sua respiração e sentir-se pronto para começar o trabalho de visualização, diga a si mesmo que *expire três vezes* (ou duas, ou uma, conforme o caso). Isso pode soar estranho, mas é bastante simples. Primeiro você expira e depois inspira; primeiro coloca o ar para fora, depois para dentro; então para fora novamente – no total de três expirações e duas inspirações. Depois disso, inicie o exercício de visualização, respirando normalmente.

Durante o trabalho, sua atenção estará concentrada nas imagens, e sua respiração estará por conta própria. Quando a visualização terminar, faça uma expiração antes de abrir os olhos.

Você só levará alguns segundos para estabelecer esse padrão inverso de respiração. Expirar primeiro e inspirar depois se transformará em algo automático assim que você aprender a visualizar.

SE NO COMEÇO VOCÊ NÃO CONSEGUIR VISUALIZAR

É óbvio que nem todo mundo tem a mesma capacidade de visualizar. Para a maioria, o processo vem fácil, quase imediatamente. Outros podem precisar de mais tempo de prática antes que a visualização aconteça de imediato.

Eis algumas dicas para estimular sua capacidade de visualização.

Se você experimentar dificuldade na execução dos exercícios contidos neste livro, olhe para ilustrações ou fotografias de natureza durante um a três minutos; depois, feche os olhos e tente ver as mesmas imagens na sua mente. Outra abordagem consiste

Imagens que curam

em relembrar, de olhos abertos, uma cena agradável de seu passado. Então, feche os olhos e tente recriar cada detalhe da cena.

Você também pode usar seus outros sentidos, como escutar o peixe fritando na panela, o aplauso da plateia ou o brinde de copos; tente usar perfumes e essências de várias intensidades para evocar imagens.

Se continuar a ter problemas, pode ser que você não esteja usando – não esteja percebendo – as imagens que vêm para você. Você pode estar sentindo algo auditivo, somático (sensações corpóreas) ou cinestésico (posição do corpo), embora não veja essas imagens. Que sentido você usa ou a qual responde com mais facilidade? Por exemplo: se você é uma pessoa auditiva, escute o som do oceano e observe quais imagens isso lhe desperta. Ao concentrar a atenção consciente no que é mostrado pelos sentidos, você pode passar suavemente para a visualização que for despertada por eles. Todos os sentidos estão conectados e se tornam imagens mentais quando você pede a si que descreva o que está vivenciando.

Algumas pessoas têm o costume de verbalizar em vez de visualizar, e transformam imagens rapidamente em palavras. Se você é assim, experimente praticar observando o ambiente à sua volta por uns minutos sem dar nomes, rótulos ou categorias ao que vir. Ou olhe para uma imagem em um livro ou revista, depois a cubra e tente recordar o que acabou de ver com descrições, em vez de dar nomes. Se, instintivamente, você começar a nomear as coisas, pare e volte, sem se culpar, a ver.

Quando estiver tentando melhorar sua capacidade de visualização, faça um esforço para relaxar (expire três vezes de forma prolongada e feche os olhos) e permita que as visualizações surjam – ou seja, *espere por elas*. E, quando vierem, aceite-as. Seja lá o que surgir será correto e poderá ser útil, mesmo que pareça pueril ou impossível.

Embora você demore um pouco para ativar as visualizações no início, com a prática isso levará cada vez menos tempo.

OBTENDO RESULTADOS

Faça um esforço para praticar os exercícios de visualização regularmente ou conforme o recomendado em cada exercício. Mas não planeje conseguir resultados. Essa abordagem "sem exigência" pode ser difícil a princípio. Geralmente nos preocupamos em conseguir resultados – o que nos parece ser o aspecto mais importante da vida. Esse não é o caso quando se trata de saúde. Mantenha-se concentrado somente no *processo* de visualização e na sua *intenção* de se curar. Quanto mais você se preocupar com a cura em si, mais difícil será o processo de cura.

A ação de curar tem lugar no instante presente. Direcionar sua atenção para o passado ou para o futuro (para os resultados e as consequências) o afasta do campo de ação. Basta você se preocupar com os resultados para naturalmente começar a se sentir ansioso, amedrontado ou preocupado, ou as três coisas juntas. Pensar no passado geralmente traz sentimentos de culpa, depressão e remorso. Qualquer um desses sentimentos vai desviá-lo da tarefa imediata e prejudicar a concentração na sua saúde.

Tanto nas visualizações quanto na vida devemos fazer a nossa parte e deixar o universo fazer a dele. É verdade que controlamos nossas opiniões sobre o que fazemos *no* e *para* o universo, mas esse é o máximo de controle que temos. Além disso, só o que podemos fazer é prestar atenção, esperar uma resposta e ser pacientes.

Mesmo que esteja sofrendo e deseje desesperadamente uma resposta, não antecipe resultados. Já reparou que quanto mais você deseja resultados maior é o seu sofrimento? Quando suas esperanças não se materializam, você se sente desapontado e até mais desamparado, e seu estado piora. Coragem: se você "entregar para Deus" os resultados, experimentará alívio, quando não a própria cura, em um tempo relativamente curto. Mas não pergunte em quanto tempo isso vai acontecer. Apenas assuma a responsabilidade por seus esforços e faça a sua parte.

Imagens que curam

Se você não consegue "entregar para Deus" os resultados, eis aqui um modo simples de se ajudar. Assim que começar a criar expectativas, veja-se cortando-as com uma tesoura, ou atirando-as por cima do ombro ao mar, ou observe-as subindo ao céu como balões.

A visualização é um dos melhores métodos de fortalecer a autoconfiança. Vejamos o caso de "Jennifer", uma jovem que me procurou devido a um problema de infertilidade. Exames mostravam que suas trompas de Falópio[3] eram normais. Sob minha orientação, ela fez visualizações para engravidar (veja um exercício para infertilidade no capítulo 4) e descobrir o problema físico que impedia a concepção. Os exercícios de visualização de Jennifer revelaram que a extremidade de uma das trompas de Falópio, próxima ao ovário, estava obstruída por aderências e tecido de cicatrização cuja origem ela não sabia explicar. Mesmo assim, se sua imaginação estivesse correta, ela havia descoberto uma incapacidade físico-mecânica de suas trompas de Falópio. Ela não contou nada disso ao seu ginecologista, pois achou que ele não acreditaria, e tentou desobstruir suas trompas com a visualização.

No final, Jennifer acabou optando por uma transferência intratubária, na qual um óvulo é fertilizado na trompa de Falópio por meio de um procedimento cirúrgico. Durante a operação, constatou-se que a trompa de Jennifer estava *exatamente* no estado que ela descobrira através da visualização, embora nenhum exame (inclusive ultrassonografia) revelasse isso.

Após a cirurgia, Jennifer ficou surpresa e maravilhada por descobrir que conhecia mais sobre si mesma que os médicos. Imediatamente, sentiu-se mais confiante em sua intuição e na sua capacidade de julgamento.

É claro que nos conhecemos mais do que qualquer outra pessoa poderia conhecer! Tudo que necessitamos é a confiança para

---

3. Embora a terminologia médica atual seja "tubas uterinas", mantivemos trompas de Falópio por considerá-la mais familiar aos leitores. [N. E.]

DURAÇÃO DOS EXERCÍCIOS

A regra de ouro da terapia com imagens é que *menos é mais*. Quanto mais curta for a visualização mais poderosa ela é. Não demora muito até que você experimente uma sensação. Assim que tiver uma, é sinal de que a visualização já cumpriu sua tarefa. Se você não sentir qualquer sensação ou emoção após um período de tempo relativamente curto, não invista mais energia naquela determinada imagem. Em vez disso, tente outra.

O que você deve sentir? As sensações variam de pessoa para pessoa e de problema para problema, mas entre elas estão contrações, aumento da pulsação, calor, coceira, dor, formigamento, zumbido e assim por diante.

Tendemos a achar que quanto maior o esforço maior o resultado, mas na visualização acontece o oposto. A cura por imagens utiliza ganchos – sementes, digamos assim – para estimular reações intensas.

A maioria dos exercícios neste livro dura de um a cinco minutos. Muitas pessoas acham que esse tempo é curto, particularmente quando o distúrbio que têm é sério. A ansiedade geralmente cria a ideia de que "não se deve poupar esforços". Mas a constante aplicação de esforços simplesmente não é necessária no trabalho de visualização. Quando terminamos um exercício com imagens precisamos apenas de pequenos lembretes para estimular a memória corporal da atividade curativa. A visualização precisa ser praticada, mas não deve se tornar uma obsessão. Um gatilho é tudo de que precisamos para disparar os mecanismos fisiológicos que colaboram com a regeneração corporal. Pavlov condicionou cachorros a salivar quando ouvissem uma campainha. Com a visualização, condicionamo-nos a estimular os processos de cura

Imagens que curam

com uma imagem mental. Nessa analogia, a imagem corresponde à campainha, que proporciona o estímulo, e o processo de cura corresponde à salivação.

A história a seguir – da qual tomei conhecimento quando trabalhava numa clínica para alcoólatras num hospital de Nova York – é um exemplo de gatilho que desencadeia um efeito fisiológico intenso. Um grupo de antigos viciados em heroína e metadona, que haviam deixado as drogas havia dez anos, concordaram em participar da seguinte experiência: eles tomariam um ônibus que os levaria à Rua 125, em Nova York, onde, uma década antes, compravam as drogas. No momento em que o ônibus chegou à esquina da tal rua, os ex-viciados enfrentaram uma crise de abstinência. A imagem era apenas a de uma esquina, mas foi suficiente para estimular uma reação física negativa desproporcionalmente forte.

Um exemplo de forte reação positiva a um breve estímulo é o de avós ouvindo o nome de um neto.

A idade pode ser um fator determinante para a "dosagem" da terapia com imagens. À medida que envelhecemos e nossos hábitos se tornam mais arraigados, fica mais difícil criar novos hábitos e experimentar as reações a eles – que é precisamente no que consiste a autocura. Ao mudarmos hábitos, as sensações indicam que isso está acontecendo. Talvez elas demorem um pouco mais para aparecer à medida que envelhecemos, mas com paciência e confiança chegaremos lá.

O HORÁRIO PARA VISUALIZAR

Em geral, recomendo que os exercícios de visualização sejam executados no começo do dia, antes do café da manhã, ao entardecer e antes de dormir. Esses três momentos de transição – entre adormecido e desperto, entre o dia e a noite, e entre desperto e adormecido – são muito fortes. Em alguns exemplos, é claro, a hora do dia em que você executa um exercício estará diretamente relacionada com aquele exercício.

Quero enfatizar que é melhor fazer o trabalho de visualização antes de dar início à sua rotina diária – ou seja, antes do café da manhã – e que você deve incorporá-lo ao ritual matutino de levantar da cama e tomar banho. Fazer os exercícios nesse momento do dia é uma boa preparação para as atividades seguintes, pois dá disposição para encarar o dia que vem pela frente. Descobri que a maneira como começamos cada dia exerce profunda influência em como procedemos e nos relacionamos com as pessoas nas próximas 24 horas. Despertar de um sonho perturbador pode ter um efeito negativo em nosso estado de espírito e nosso comportamento. Não podemos resolver as questões que o sonho tornou conscientes. Às vezes nem lembramos do motivo que nos fez levantar com o pé esquerdo mas que nos deixa o dia todo rabugentos, cometendo erros no trabalho ou entrando em discussões. Calibrar o humor com um exercício pela manhã, particularmente se tirado de um sonho noturno, ajuda a melhorar sua disposição.

O CAMINHO PELA FRENTE

Os exercícios do próximo capítulo foram concebidos para ajudar a curar um grande número de doenças e distúrbios, tanto físicos quanto emocionais.

Não devem substituir a medicação prescrita ou a consulta ao médico. Se você achar que está doente ou que sofre de qualquer uma dessas enfermidades, procure um médico imediatamente. Além disso, se os sintomas persistirem após a prática dos exercícios de visualização, não hesite em contatar o médico para uma avaliação posterior. Talvez você note que os sintomas pioraram ligeiramente após o início da terapia com imagens, do mesmo modo que você geralmente se sente pior justamente após o pico de uma gripe ou de um resfriado. Não se preocupe se os sintomas se intensificarem durante alguns dias ou até por duas semanas; apenas aguarde uma mudança positiva para breve. Mas

Imagens que curam

se você continuar a se sentir mal e não notar melhora, consulte um médico.

Os problemas contemplados pelos exercícios estão organizados em ordem alfabética. Também providenciei uma lista que agrupa as enfermidades por tipo ou por sistemas do corpo. Talvez você queira utilizar essa lista para explorar os exercícios de visualização indicados para problemas relacionados com o seu.

Começo cada exercício dizendo o nome dele, sua intenção e o número de vezes que deve ser praticado. Com relação à intenção de um exercício, lembre-se que é a *sua* intenção que conta! Geralmente recomendo que o exercício seja feito em ciclos de 21 dias, com 7 de intervalo. Tal ciclo acompanha o ritmo biológico de todos nós – especialmente nas mulheres, que estão acostumadas a um ciclo de três semanas de regulação hormonal e reconstrução de tecidos e de órgãos do corpo, seguido de uma semana de interrupção, quando ocorre a menstruação. Curiosamente, pesquisadores nos laboratórios de psicologia da Universidade do Texas em Austin descobriram que o ser humano demora 21 dias para perder um hábito, o que bate com minha experiência clínica dos últimos quinze anos.

Entretanto, não está escrito a ferro e fogo que um hábito ou distúrbio cessará necessariamente após 21 dias, razão pela qual eu às vezes indico ciclos extras de visualização para males mais crônicos. O inverso também vale: se você alcançar seu objetivo antes do fim período prescrito, pode parar a visualização, se achar que deve.

Os olhos devem permanecer fechados praticamente em todos os exercícios. As raras exceções são claramente identificadas. Se fechar os olhos o deixar desconfortável a princípio, deixe-os abertos. Comece a fechá-los quando estiver pronto para isso (crianças e adolescentes geralmente se sentem mais à vontade mantendo os olhos abertos).

Em determinados exercícios eu não faço referência à expiração. Não se trata de descuido: em tais exercícios, fechar os olhos

Gerald Epstein

é o bastante. Depois de um tempo, você saberá instintivamente em que exercícios e ocasiões específicos não será necessária uma respiração especial.

À medida que for se familiarizando com a visualização, você modificará os exercícios espontaneamente. Vá em frente. Deixe acontecer. Se descobrir visualizações próprias, use-as. Eu o convido a participar ativamente da sua cura – o que você descobrir dentro de si será imensamente útil a ela.

A certa altura de sua visualização, você poderá se sentir relutante, ansioso ou com medo de continuar, particularmente se deparar com situações obscuras. Se isso acontecer, imagine-se trazendo ou descobrindo uma luz qualquer para ajudá-lo a enxergar o caminho. Sua ansiedade ou relutância então se dissipará.

Não é preciso fazer um exercício de limpeza antes de cada visualização. A limpeza é um exercício em si e tem um objetivo específico.

Você vai descobrir que alguns dos exercícios parecem técnicas extremamente simples para lidar com problemas extremamente complexos. Lembre-se de que na visualização (da mesma forma que na vida diária) pequenos gatilhos podem ter grandes consequências. Até situações aparentemente insuperáveis podem ser resolvidas com rapidez. Minha experiência clínica demonstra que os exercícios, mesmo que aparentem ser simples, têm o poder de cortar o nó górdio[4] do distúrbio.

Ao descrever os problemas, costumo listar os fatores psicológicos e sociais que podem influenciá-los. Entretanto, não me preo-

---

4. Segundo a lenda, Górdio, rei da Frígia, deixou um nó impossível de ser desatado como parte de uma oferenda a Zeus. O oráculo profetizou que aquele que conseguisse desatá-lo dominaria toda a Ásia. Quinhentos anos depois, ao chegar à região, Alexandre, o Grande soube da história e quis ver o tal nó. Resolveu a questão desembainhando a espada e cortando-o ao meio. Daí deriva a expressão "cortar o nó górdio", que significa resolver uma situação que parece insuperável de forma simples e rápida. [N. T.]

Imagens que curam

cupo em mencionar todos ou em dizer de que forma eles se relacionam com o seu problema específico. Em vez disso, sugiro que você fique atento ao que suas visualizações lhe dizem sobre sua vida e como pode mudar os aspectos dela que estão associados ao seu distúrbio.

Você pode gravar as instruções dos exercícios e ouvi-las tendo sua voz como guia. Esse método pode ser muito potente. No final, você acabará criando seus exercícios e dando a si mesmo instruções personalizadas.

Muitos dos exercícios são variações ou extensões da chamada *Cura egípcia*. Recorro a ela várias vezes na lista alfabética. Ela pode ser usada para ajudar a tratar problemas externos do corpo – como brotoeja, conjuntivite e acne –, além de mucosas e vários problemas internos. Trata-se de um forte aliado da autocura.

• *Cura egípcia*

Feche os olhos e expire três vezes. Então, imagine-se em pé num enorme campo aberto verdejante. Veja-se espichando-se em direção ao sol dourado que brilha no céu azul e sem nuvens. Veja seus braços se tornando muito compridos, esticando-se, palmas para o alto, na direção do sol. Os raios entram por suas palmas, circulam através delas e dos dedos e além das pontas dos dedos, de modo que há um raio saindo de cada ponta. Se você é destro, na ponta dos raios que partem de cada dedo de sua mão direita veja uma pequena mão; na ponta dos raios dos dedos da mão esquerda veja um olho. Há cinco mãos e cinco olhos. Se você é canhoto, veja as mãos do lado esquerdo e os olhos do lado direito.

Agora, direcione essas mãos e olhos para o seu corpo e use os olhos para enxergar o caminho através dele, lançando luz dentro ou sobre a área que você está investigando, de modo a poder ver o que está fazendo. Dote as pequenas mãos de um pincel de cerdas douradas para a limpeza, raio laser para tratamento, bisturis de ouro para cirurgia, frascos de pomadas douradas ou azuis e também linha dourada para sutura. Após terminar o trabalho, saia do seu

Gerald Epstein

corpo pela mesma rota que usou para entrar. Qualquer material que tenha sido removido pelas mãozinhas deve ser atirado *para trás* de você. Erga as mãos para o alto, na direção do sol, e deixe que as pequenas mãos e os olhos se retraiam para dentro de suas palmas e fiquem lá, guardadas para uso futuro. Então, abra os olhos.

Uma última observação: os exercícios a seguir são exercícios de visualização. Eles acontecem em sua realidade mental, não na realidade física. Se o exercício sugerir que você use um pincel de cerdas douradas, você usará tal pincel em sua imaginação. Se o exercício pedir que você lave o rosto em água fresca e limpa, faça-o na sua mente, não na pia. Esses exercícios trabalham com a realidade subjetiva interior e, por meio dela, mudam sua realidade física.

4. ESQUEMAS DE CURA

*Técnicas e imagens eficazes
para problemas específicos*

Você está pronto para começar. O procedimento não poderia ser mais simples:

1. Sente-se na postura do faraó (se a situação permitir).

2. Transmita a si mesmo sua intenção de fazer o exercício. Qualquer intenção que você se der estará correta.

3. Feche os olhos.

4. Expire e inspire o número recomendado de vezes. Lembre-se de que a expiração deve ser longa e lenta, enquanto a inspiração deve ser feita da maneira normal. Tudo sem esforço.

5. Comece a fazer seus exercícios específicos de visualização. Permita-se receber as imagens sem forçá-las.

Gerald Epstein

Trabalhe em tantos distúrbios quantos desejar ou precisar ao mesmo tempo. Você descobrirá seu próprio ritmo à medida que prosseguir, especialmente quando encontrar suas próprias imagens. Abra e feche os olhos com a respiração requerida entre cada exercício. Lembre-se: todos têm a capacidade de criar imagens, de mudar os exercícios existentes, ou de produzi-los. Somos livres para brincar e nos expressar com imagens. Não há restrições nem limites para as possibilidades.

Distúrbios agrupados por tipo de problema

Circulatórios

- Arritmia cardíaca
- Doença cardíaca
- Arteriosclerose coronariana
- Edema (veja Inchaço)
- Hemorroidas
- Hipertensão

Digestivos

- Anorexia
- Bulimia
- Distúrbios gastrintestinais crônicos
- Distúrbio hepático
- Obesidade
- Pancreatite

Emocionais

- Ansiedade
- Culpa
- Desmotivação
- Depressão
- Dificuldades emocionais
- Estresse
- Feridas emocionais
- Indecisão
- Insegurança
- Medo
- Pânico
- Pensamentos obsessivos
- Pesar
- Preocupações
- Preparação para cirurgia
- Raiva
- Término de um relacionamento
- Solidão
- Vício

Imagens que curam

Endócrino-metabólicos
- Diabetes
- Disfunção tireoidiana
- Fadiga adrenal

Olhos
- Catarata
- Conjuntivite
- Glaucoma
- Hipermetropia e miopia

Gerais
- Dor
- Dor de cabeça
- Inchaço (também conhecido como Edema. Veja ainda Tensão pré-menstrual)
- Insônia
- Mal-estar

Geniturinários
- Aumento da próstata
- Bebê mal posicionado no útero
- Cistos de mama
- Distúrbios renais
- Frigidez
- Herpes genital
- Impotência
- Infecção vaginal
- Infertilidade
- Pólipos e tumores
- Tensão pré-menstrual
- Tumores benignos

Sistema imunológico
- Aids
- Câncer
- Efeitos debilitantes da quimioterapia
- Imunossupressão
- Leucemia
- Mononucleose
- Vírus Epstein-Barr

Musculoesquelético
- Artrite
- Deslocamento do ombro
- Distúrbio postural
- Escoliose
- Espasmo muscular
- Fraturas
- Problemas de coluna

Gerald Epstein

Sistema nervoso
- Tontura
- Esclerose múltipla

Respiratórios
- Asma
- Doenças respiratórias
- Infecções do trato respiratório superior
- Problemas respiratórios
- Resfriado

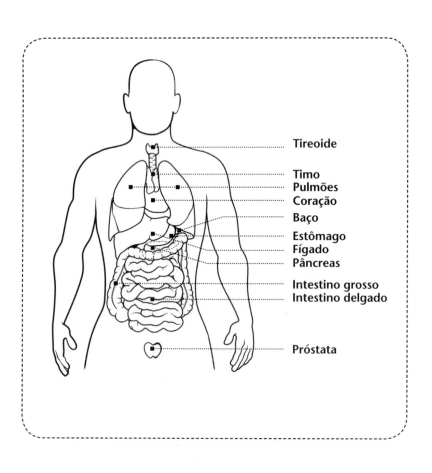

Imagens que curam

Pele
- Acne
- Eczema
- Problemas de pele
- Psoríase
- Verruga

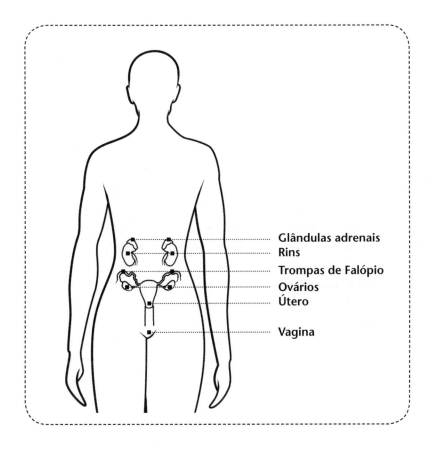

Glândulas adrenais
Rins
Trompas de Falópio
Ovários
Útero

Vagina

ACNE

Nome: *Cura egípcia*
Intenção: eliminar a acne.
Frequência: três vezes ao dia, durante 3 a 5 minutos, por três ciclos de 21 dias seguidos, com intervalo de 7 dias.

Como todos que já passaram por essa aflição sabem, a acne afeta uma grande parcela da população adolescente. Há inúmeros tratamentos para esse mal – nenhum com resultados consistentes. A vitamina A e o zinco têm sido usados com sucesso limitado; além disso, aconselha-se que vítimas da acne evitem gorduras saturadas e açúcar refinado. Muito tem sido escrito sobre o significado psicológico da acne. Entretanto, até agora, estudos de fantasias masturbatórias e raiva reprimida não tiveram mais sucesso que os antibióticos. Descobri que a acne está relacionada com sentimentos de constrangimento acerca de contatos sociais.

• *Cura Egípcia*

Feche os olhos, expire três vezes e, usando o exercício da *Cura egípcia* (veja pág. 57), direcione as cinco mãozinhas e os cinco olhos para a área onde a acne está localizada. Usando esses olhos para enxergar claramente o que você está fazendo e, ao mesmo tempo, para emitir uma luz que o ajude nisso, coloque um delicado pincel de cerdas douradas em uma das pequenas mãos e limpe e raspe as pústulas da acne com muito cuidado. Após limpar e raspar toda a área, aplique raio laser azul diretamente sobre a área limpa; veja a pele sarando e ganhando a aparência normal da pele circunvizinha. Saiba que ao fazer isso sua acne está sendo eliminada permanentemente. Use a terceira mãozinha para aplicar uma pomada feita do azul do céu e do dourado do sol nas áreas tratadas, a fim de manter a pele seca e limpa. Após terminar as instruções da *Cura egípcia*, erga os braços e as mãos em direção ao sol e deixe os raios voltarem às suas palmas, onde você armazena as mãozinhas e os olhos. Então, abra os seus olhos.

Imagens que curam

AIDS

A aids ataca o sistema imunológico diretamente (nenhuma outra doença conhecida faz isso). Pessoas com aids têm recorrido a tratamentos não convencionais para lidar com seu problema e, às vezes, curar os sintomas. Esses tratamentos incluem visualizações, meditação, orações, dieta, cristais e curandeiros. Em um caso documentado, com o emprego da meditação budista tibetana, que envolve cantos e visualizações, uma mulher conseguiu reverter o resultado positivo de sua análise de anticorpos no sangue para negativo, indicando que toda a atividade viral da aids havia cessado.

Estou profundamente convencido de que cabe aqui um comentário sobre a corrente noção de "remissão". A moderna remissão faz uma distinção entre "remissão" e "cura", normalmente usando "remissão" para doenças nas quais podem ocorrer frequentes recorrências – doenças que a moderna medicina geralmente considera incuráveis, como a aids. Sou da opinião de que quem não tem sintomas está curado. Na verdade, virtualmente todas as doenças podem retornar, dadas as condições propícias. Entretanto, o paciente precisa ser considerado curado se não tiver sintomas ativos ou da doença. A palavra "remissão" na realidade carrega a noção negativa de que a doença pode ou deve retornar.

Na minha prática, cada paciente de aids descobre um caminho próprio e diferenciado, escolhendo-o dentre uma variedade de tratamentos, inclusive os que listei anteriormente. Todas essas abordagens demandam a descoberta e a utilização de exercícios únicos de visualização, que são específicos demais para serem descritos aqui. Entretanto, os exercícios que descrevo nas entradas para o vírus de Epstein-Barr, herpes genital e mononucleose são excelentes genéricos.

· 65 ·

ANOREXIA

Nome: *O novo nascimento*
Intenção: voltar a comer.
Frequência: toda vez que pensar em comer, durante 1 a 2 minutos, conforme a necessidade.

Assim como a bulimia, a anorexia (*an* = sem; *rexia* = apetite) é um distúrbio ligado aos conflitos relacionados com o crescimento, mais especificamente com a entrada na adolescência. Enquanto a pessoa anoréxica se recusa a entrar na adolescência, a pessoa bulímica flerta com a possibilidade de dar esse passo. Uma anoréxica que se arrisca a morrer por se recusar a comer, ou que deseja morrer, pode morrer de fato se seu peso ficar abaixo do nível crítico. Digo "dela" porque a esmagadora maioria dos casos de anorexia ocorre entre mulheres.

Se você sofre de anorexia, pode se beneficiar do exercício a seguir.

• *O novo nascimento*

Feche os olhos e expire três vezes. Veja, sinta e perceba-se como era antes de nascer. Sinta-se confortável e contente. Expire uma vez, visualize-se de ponta-cabeça no canal vaginal e experimente o processo de nascimento. Depois que nascer, expire uma vez e visualize-se sendo colocado por seu pai sobre os seios de sua mãe. Saiba que você merece ser nutrido por seus pais e, como bebê, perdoe-os por qualquer sofrimento que lhe tenham causado. Expire uma vez e veja, perceba e sinta-se ser alimentado satisfatoriamente pelo seio de sua mãe, sabendo que você crescerá e se tornará independente. Então, abra os olhos.

ANSIEDADE

Nome: *Respirando, Tempestade no deserto, Índio americano, Luz azul, Labirinto de espirais coloridas, A múmia* e *Águas serenas*

Intenção: controlar a ansiedade.

Frequência: diariamente, conforme a necessidade. Faça qualquer um dos exercícios, ou uma combinação deles, sempre que se sentir ansioso, por até 3 minutos.

Assim como a depressão, a ansiedade – o mais universal dos estados emocionais negativos – é gerada de dentro para fora, ao contrário do medo, que é uma reação a algo que ocorre fora de nós. O significado literal de "ansiedade" é "corda torcida"! A ansiedade é *sempre* produzida em relação ao tempo – ou seja, acerca de preocupações sobre o futuro. Não podemos, de fato, conhecer o futuro; ele é *mera* possibilidade, não algo concreto. Entretanto, costumamos considerá-lo uma coisa real, passível de ser manipulada, controlada ou modificada. Essa lamentável ilusão, da qual a maioria de nós sofre, provoca a inquietação e o desconforto que caracterizam a ansiedade. Ainda assim, é improvável que qualquer um de nós consiga escapar totalmente dessa armadilha. Vez por outra, sentimo-nos ansiosos. A seguir, apresento sete exercícios que o ajudarão a sair mais rapidamente dos momentos de ansiedade. Alguns podem ser mais adequados do que outros. Escolha o(s) que lhe trouxer(em) alívio.

• *Respirando*

Foque sua atenção imediatamente na respiração. A respiração *sempre* fica alterada quando se está ansioso. O controle da respiração possibilita o controle da ansiedade. Comece a soltar longas e vagarosas exalações pela boca e inspire *normalmente* – sem exagero – pelo nariz. Continue a fazer isso até acalmar-se. *Sob hipótese alguma* faça inspirações profundas, pois isso aumentaria sua ansiedade e o faria sentir tontura.

• *Tempestade no deserto*

Feche os olhos e expire três vezes. Visualize-se adentrando um deserto, carregando uma mochila. Enquanto caminha, note uma nuvem escura à sua frente. Você sabe que isso significa que uma tempestade de ansiedade se aproxima. À medida que ela vem chegando, visualize-se retirando da mochila uma tenda dobrada. Desdobre-a e monte-a, fincando as quatro estacas nos lugares; levante-a e, então, entre e feche a porta atrás de si. Sente-se tranquilamente em sua tenda enquanto ouve a areia soprando em volta e por cima dela. Saiba que, quando perceber que a tempestade terminou por completo de passar, sua ansiedade também terá passado. Então, abra os olhos.

• *Índio americano*
Feche os olhos e expire três vezes. Visualize-se na praia. O céu está claro. Veja e sinta sua ansiedade pesar em você como uma pedra, um rochedo. Deixe a água e o vento erodirem essa rocha, lavando e soprando os fragmentos que restarem depois da erosão. Saiba que, quando todos os fragmentos tiverem ido embora, sua ansiedade também terá ido. Então, abra os olhos.

• *Luz azul*
Feche os olhos, expire três vezes e visualize-se adentrando um belo prado. Veja-se banhado por uma luz azul e dourada, mistura do sol dourado e brilhante com o límpido céu azul, e exale o dióxido de carbono como fumaça cinzenta, que você vê diluir-se e desaparecer. Deixe a luz azul circular por sua corrente sanguínea, alcançando todas as partes do seu corpo, ajudando-o a se tornar calmo e tranquilo. Deixe também que ela circule pelas pontas dos dedos e além delas, circundando todo seu ser com um brilho azul de safira. Veja a luz azul de dentro e a luz azul de fora se unindo. Saiba que o seu corpo é a ponte que permite essa união. Quando você vir as duas luzes unidas, saiba que sua ansiedade passou. Abra os olhos.

• *Labirinto de espirais coloridas*
Feche os olhos, expire três vezes e visualize-se atravessando um labirinto de espirais coloridas. Quando conseguir sair do labirinto, saiba que sua ansiedade foi embora e abra os olhos.

Imagens que curam

• A múmia

Feche os olhos, expire três vezes e visualize-se como uma múmia envolta em bandagens. Remova as bandagens, faça uma bola com elas e jogue-a fora. Expire uma vez e encontre uma caverna. Penetre nela e encontre seu sarcófago. Entre no caixão e deite-se lá, novamente como múmia envolta em bandagens. Remova as bandagens, sabendo que sua ansiedade o deixou. Então, deixe o caixão, saia da caverna, veja o céu azul e abra os olhos.

• Águas serenas

Feche os olhos. Expire três vezes. Veja e sinta todo o seu ser se tornando um espelho d'água tranquilo, refletindo o céu estrelado. Quando tiver sentido isso inteiramente, saiba que sua ansiedade foi embora e, então, abra os olhos.

ARRITMIA CARDÍACA

Nome: *Coração de cristal, Triângulo musical* e *Pétalas de flores*
Intenção: regularizar os batimentos cardíacos.
Frequência: diariamente, conforme a necessidade, toda vez que perceber um batimento cardíaco irregular, até sentir que se regularizou.

Irregularidades no batimento cardíaco são lugar-comum em nossa cultura. Geralmente, são descobertas nos exames médicos. Muitas delas são consideradas "normais", já que não refletem qualquer doença cardíaca em atividade, embora possam gerar certo desconforto.

"Mary", uma mulher de 50 anos, chamou-me ao quarto de hospital onde acabara de ser admitida sofrendo de arritmia cardíaca severa. Seu marido morrera repentinamente alguns meses antes. Ela o amava muito e seu coração estava reagindo ao choque dessa perda. Quando eu a vi, encontrei-a ligada a um monitor cardíaco que estava sendo vigiado de longe pelas enfermeiras. Fechei a porta do quarto para assegurar privacidade e ela disse às enfermeiras que não queria ser perturbada nos próximos 30 minutos. Ela, então, fez o exercício do Triângulo musical, descrito a seguir, ao final do qual a enfermeira responsável irrompeu pelo quarto aos gritos para ver se Mary estava bem. Ambos ficamos aturdidos a princípio, mas Mary se recompôs e exigiu saber o que a enfermeira fazia ali. Esta disse que estava vigiando a tela do monitor cardíaco e vira o sinal do eletrocardiograma se tornar *normal*. Achando que algo de errado acontecera com Mary por causa da súbita alteração no cardiograma, ela correra para o quarto para verificar. Mary recebeu alta do hospital pouco tempo depois. Continuou com as visualizações e sua saúde permaneceu estável.

Fique sabendo que a maior parte das arritmias, bem como das palpitações (a experiência de sentir o coração bater contra a parede torácica), tem um componente emocional significativo. A ansiedade é uma emoção comumente relacionada à arritmia; o luto é outra. A arritmia não deveria ser tratada como um problema estritamente físico.

Eis aqui alguns exercícios de visualização para regularizar o batimento cardíaco.

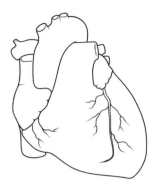

- *Coração de cristal*

Feche os olhos. Expire três vezes e veja seu coração como um cristal. Limpe todos os pontos que estão sujos utilizando o método de

Imagens que curam

limpeza que lhe parecer melhor. Deixe que o coração de cristal seja banhado por uma cascata de luz vinda do alto, para limpá-lo. Então, veja o coração se enchendo de fluido e se tornando translúcido e, quando o fluido sair, veja-o tornar-se transparente. Veja, perceba e sinta essa mudança de translúcido para transparente até o coração se acalmar. Então, abra os olhos.

• **Triângulo musical**

Feche os olhos. Expire três vezes e veja um triângulo musical que você coloca no centro de seu coração. Cada um de seus lados é dourado. Os ângulos dos vértices são de cores diferentes: vermelho, azul e amarelo. Com um bastãozinho dourado delicado, faça vibrar cada um dos três lados e escute o som harmonioso, sabendo que, enquanto toca, seu coração está se aquietando. Quando o som for completamente harmonioso, seu coração estará compassado. Então, abra os olhos.

• **Pétalas de flores**

Feche os olhos. Expire três vezes. É a alvorada e o sol está nascendo no seu coração, que tem a forma de uma flor. Os raios de sol penetram nessa flor e as pétalas começam a se abrir delicadamente, à medida que o processo vital e a circulação da vida preenchem-na através da haste e até as raízes. Agora, sinta a seiva subindo das profundezas da terra, percorrendo a haste da flor e preenchendo cada pétala até que a flor desabroche por completo. Mais tarde, começa a escurecer e o sol já vai declinando; à medida que o sol se põe, as pétalas começam a se fechar, pois a flor se prepara para a noite. Então, abra os olhos.

ARTERIOSCLEROSE CORONARIANA

Nome: *Neve branca*

Intenção: desentupir artérias.

Frequência: a cada hora, enquanto estiver desperto, durante 1 a 2 minutos, por ciclos de 21 dias, com 7 dias de intervalo, até que as artérias estejam desentupidas.

Problemas do coração, como explico em *Doença cardíaca*, estão sempre ligados a dificuldades amorosas. Tenha isso em mente quando praticar esse exercício. Tente perceber o desapontamento ou tristeza amorosa que você está vivenciando.

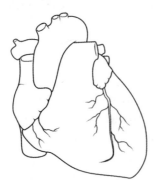

• *Neve branca*
Feche os olhos. Expire três vezes. Olhe para um espelho e veja o eletrocardiograma feio e tortuoso, numa cor verde biliosa. Pelo espelho, veja-o transformar-se em um horizonte ensolarado de neve branca pura, com uma linha negra reta, certa e brilhante, esticada de uma extremidade a outra. Veja a linha como que formada por sementes de papoula negras e saudáveis. Saiba que suas artérias estão se abrindo.

ARTRITE

Nome: *O polvo* e *A maré*
Intenção: reduzir os nódulos e/ou curar a artrite.
Frequência: esses exercícios podem ser feitos juntos. Faça *O polvo* conforme a necessidade, durante 30 segundos. Faça *A maré* três vezes ao dia, durante três ciclos de 21 dias, seguidos de 7 dias de intervalo. Na primeira semana, a duração do exercício deve ser de 2 a 3 minutos; na segunda e terceira semanas, de 1 a 2 minutos. Após completar três ciclos, avalie o seu estado. Se você

Imagens que curam

precisar se exercitar mais, aplique mais três ciclos de 21 dias com 7 de intervalo. Se necessário, repita outra vez os três ciclos.

A artrite é uma doença imobilizadora, que limita a capacidade de locomoção e, dessa forma, prejudica a liberdade em vários níveis. Ela expressa disfunções simultâneas de locomoção, movimento e liberdade na vida física, emocional e social. A raiva reprimida geralmente está associada à artrite, e minha experiência clínica confirma isso. Na maioria das vezes, a raiva requer válvulas de escape físicas, através dos músculos e das juntas, para se expressar. Se essas válvulas estão faltando, então a tensão se acumula nas juntas e nos músculos, criando um novo hábito de reprimir a raiva. Considero os exercícios de visualização a seguir de inestimável valor no tratamento dessa doença. São chamados *O polvo* e *A maré*.

Quanto maior for sua consciência sensorial da área afetada durante os exercícios, mais sucesso terá. Todos temos diferentes níveis de consciência e de paciência. Dedique-se e persevere. Se for diligente, a consciência sensorial virá. Lembre-se de que você não precisa se esforçar para sentir alguma coisa; na verdade, quanto mais se esforçar, menos sentirá. Apenas faça o seu trabalho e *espere* pela resposta do seu corpo.

• O polvo

Feche os olhos. Expire três vezes. Visualize seus braços (ou pernas, dedos e artelhos) como tentáculos, sinuosos e ondulantes, esticando-se à sua frente por no mínimo um quilômetro e meio. Veja e sinta a flexibilidade desses membros alongando-se livremente, permitindo que você os dobre em todas as direções. Então, abra os olhos.

• A maré

Feche os olhos e expire três vezes. Visualize-se em uma bela praia, um lugar conhecido, que você já tenha visitado ou visto anterior-

Gerald Epstein

mente. A areia é dourada, o céu é azul e sem nuvens, e o sol dourado está brilhando. Procure o ponto onde a areia e a água se encontram. Deite-se de costas ali, com as plantas dos pés viradas para a água e cubra-se com a areia úmida, deixando de fora apenas os pés, o rosto e a cabeça. A mistura da água com a areia atua como pasta esfoliante, limpando sua pele. Veja a maré subindo muito rápido, entrando pelas plantas dos pés. Sinta as correntes de água em espiral levando todos os resíduos, dissolvendo os depósitos e eliminando toxinas. A maré então começa a descer e o fluxo se reverte, saindo por seus pés lentamente. Veja os resíduos saindo como filamentos negros ou cinzentos e sendo carregados pela maré vazante.

A maré retorna rapidamente e, mais uma vez, penetra-lhe as plantas dos pés, subindo pelos pés e tornozelos, lavando todos os resíduos e toxinas. Quando a maré baixa, a corrente em espiral novamente se reverte. Sinta-a fluindo por seus tornozelos, pelos pés e saindo como filamentos negros ou cinzentos, que são levados embora com o refluxo. A pasta esfoliante limpa por completo o exterior de seus pés e tornozelos.

Mais uma vez, a maré retorna muito rápido através das solas de seus pés, e a corrente em espiral agora percorre seus pés, tornozelos, pernas e joelhos, lavando todos os resíduos e toxinas dali. Sinta a corrente espiral massagear os músculos, ajudar os ligamentos e tendões a se alongar, e a limpar as cartilagens e rótulas, tornado-as brancas e brilhantes. Enquanto a maré baixa, sinta a corrente espiral reverter, fluindo de volta por suas pernas e canelas, descendo lentamente por seus tornozelos e pés, saindo pelas plantas. Veja os resíduos saírem em forma de filamentos negros e cinzentos, sendo carregados pela maré vazante, a pasta esfoliante tendo limpado inteiramente a parte externa dos seus joelhos.

A maré volta rápido através das plantas dos pés, a corrente espiral percorre seus pés, tornozelos, pernas, joelhos e coxas, passando pela virilha, o baixo-ventre e a coluna vertebral, pelo abdômen, pela cavidade torácica e a parte superior da coluna, pelo pescoço e vértebras cervicais, e pelos ombros. Sinta a corrente descer pelos bra-

Imagens que curam

ços, passando pelos cotovelos e antebraços até os pulsos, limpando todas as toxinas e resíduos, erodindo os depósitos, massageando os ossos, os ligamentos, os tendões e os músculos, fazendo-os todos brilharem de limpeza, e veja-os esticados e alongados. A maré baixa novamente e inverte o fluxo. A corrente em espiral reverte e volta lentamente pelos pulsos até os antebraços. Sinta-a retornar pelos cotovelos, braços, ombros, pescoço, cavidade torácica, virilha, coxas, joelhos, tornozelos e pés, e veja os resíduos saindo das plantas dos pés como filamentos negros ou cinzentos e sendo carregados pela maré vazante. O processo reverso deve ser feito *lentamente*, em contraste com a maré que sobe e com as espirais, que chegam *rapidamente*.

Veja os nódulos desaparecerem enquanto a corrente os vai limpando. Então, ponha-se de pé, mergulhe no oceano e nade em direção ao horizonte. Veja seus braços e pernas se tornando imensamente longos e, então, é a vez de seu tronco se alongar também. Seus membros movem-se livremente enquanto você nada. Ao alcançar o horizonte, vire-se de costas e nade para a praia; da mesma forma, seus membros e tronco se tornam imensamente longos e se movimentam com liberdade. Quando alcançar a praia, saia da água e deixe que o sol o seque. Então, encontre uma vestimenta leve ou um roupão no chão perto de você e vista-o, antes de retornar para a cadeira em que estava sentado; expire e abra os olhos.

Seja paciente com esses exercícios. Reduzir nódulos leva tempo. Felizmente, essa não é uma doença de risco de vida iminente e, por isso, você pode se dar ao luxo de aguardar em relativa tranquilidade os resultados do tratamento.

ASMA

Nome: *Exorcismo*
Intenção: curar os pulmões.
Frequência: diariamente (pela manhã), durante 3 minutos (1 minuto toda vez que sentir dificuldade de respirar), por 7 dias.

Gerald Epstein

Nome: *Floresta de pinheiros*
Intenção: refrear um ataque de asma.
Frequência: no início de um ataque, durante 3 a 5 minutos.

Nome: *Luz no lago*
Intenção: respirar normalmente.
Frequência: conforme a necessidade, a cada 15 ou 30 minutos, durante 2 a 3 minutos.

A asma é uma doença respiratória caracterizada por um chiado na exalação. Afeta a elasticidade do pulmão de modo que, com o passar do tempo, o tecido pulmonar perde a capacidade de expansão, o que pode trazer sérias dificuldades respiratórias e até mesmo resultar em morte. Alergia, infecção e emoções contribuem para o desenvolvimento da asma. A alergia é uma reação a certas substâncias do ambiente, enquanto a infecção está associada a uma invasão bacteriana. A contribuição emocional parece advir principalmente de problemas complicados de dependência, em particular os relacionados à luta pela independência da influência materna, embora, às vezes, a influência aflitiva seja paterna. Seja qual for o caso, entretanto, minha experiência clínica mostrou que a questão quase sempre está relacionada com os pais. O chiado asmático tem um significado positivo e outro negativo. O significado positivo é a expressão da vontade de respirar livremente – de se libertar. O significado negativo é geralmente considerado indício do medo de romper com a influência dos pais.

Com relação ao primeiro exercício, *Exorcismo*, não se preocupe com a possibilidade de que ele vá causar culpa ou dor. Essa visualização não constitui um processo que provoque culpa, nem é perigosa.

• *Exorcismo*
Feche os olhos. Expire três vezes. Visualize-se tirando a roupa. Veja-se nu no espelho. No espelho, com o dedo indicador direito (es-

Imagens que curam

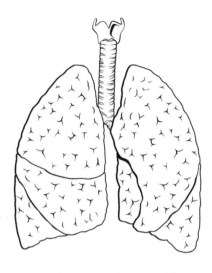

querdo, se você for canhoto) toque em toda a região do peito, da frente até as costas, perfazendo um círculo completo. Agora, toque a área de maior desconforto e *veja para quem você não consegue respirar – ou seja, veja de quem é o rosto que aparece na área*. Quem está restringindo sua respiração e que cor aparece no local? Exale essa cor através de longas e lentas expirações, enquanto remove da área a pessoa que você visualizou, a princípio, o mais suavemente que puder. Se a pessoa não sair com facilidade, aumente a força progressivamente, do suave ao vigoroso, talvez até mesmo utilizando um bisturi dourado para extraí-la. Enquanto faz isso, diga a essa pessoa que ela não tem mais permissão para permanecer em seu corpo, que ela deve sair e permanecer bem longe dele; que ela já não é bem-vinda em seu corpo e sua entrada jamais lhe será franqueada novamente. Após a remoção, imagine que está se tornando cada vez mais alto e que seus braços esticados alcançam o sol. Traga um pedaço do sol nas palmas das mãos e preencha com ele o espaço que acabou de vagar. Veja a área sarar e perceba como você se sente e aparenta. Então, vista sua roupa, expire uma vez e abra os olhos, sabendo que agora respira com facilidade.

Floresta de pinheiros

Feche os olhos. Expire três vezes e visualize-se em uma floresta de pinheiros. Pare ao lado de um pinheiro e inspire sua aromática fragrância. Ao exalar, sinta que essa expiração viaja por todo o seu corpo e sai pelas solas dos pés; veja-a sair na forma de fumaça cinzenta e enterrar-se fundo na terra. Então, abra os olhos, respirando com facilidade.

Luz no lago

Feche os olhos, expire três vezes e vá para o fundo de um lago, inspirando com facilidade e expirando lentamente, à medida que entra no lago e mergulha. Sente-se lá no fundo, envolto tranquilamente por uma luz dourada. Depois disso, deixe o lago e sente-se sob um bordo próximo dali. Pegue uma folha da árvore, toque-a e sinta a sua textura. Então, entre na folha e incorpore-se ao processo respiratório da folha. Depois, deixe a folha, sabendo que sua respiração está regulada. Abra os olhos.

AUMENTO DA PRÓSTATA

Nome: *A rede dourada*
Intenção: reduzir o aumento da próstata.
Frequência: duas vezes ao dia, durante 3 a 5 minutos, por seis ciclos de 21 dias de uso, com 7 dias de intervalo entre eles.

Essa afecção tão comum entre os homens mais velhos resulta em muito sofrimento em longo prazo, não só pelos sintomas que pode causar – como retenção urinária – como pelos diversos problemas pós-operatórios que podem aparecer. Um dos mais comuns entre eles é a depressão. Tenho visto uma infinidade de exemplos em que o aumento da próstata surgiu em conexão com distúrbios sexuais – que vão desde a masturbação crônica a infecções venéreas anteriores e casos extraconjugais – e o consequente sentimento de culpa, guardado em segredo por muito tempo. Relacionamentos

Imagens que curam

longos e infelizes, nos quais a infelicidade não é expressada, também parecem afetar esse órgão. Podemos dizer que um aumento da próstata, em muitos casos, é igual a infelicidade.

Ao aplicar esse exercício, compreenda que pode ser benéfico para você se disser a si próprio que cometeu um erro de conduta e pedir-se perdão. O exemplo seguinte mostra como isso é importante. Um homem beirando os 60 anos procurou-me porque estava sofrendo de um aumento da próstata, com os consequentes sintomas de retenção urinária e dificuldade de iniciar a micção. Seu médico lhe havia dito que precisaria de uma cirurgia, mas ele desejava tentar a visualização primeiro.

No decurso do tratamento, durante o qual eu atendia o paciente uma vez por semana, ele bem depressa se mostrou capaz de identificar uma área problemática em sua vida, que relacionou ao mau funcionamento da próstata. Felizmente, ele conseguiu estabelecer essa relação. Seis meses depois, o médico o examinou e descobriu que sua próstata estava do tamanho normal e uma cirurgia já não era necessária. O acompanhamento, dois anos depois, revelou que não haviam ocorrido alterações significativas em sua próstata, e que sua vida também havia melhorado bastante.

• *A rede dourada*
Feche os olhos. Expire três vezes, veja-se entrando no seu corpo por qualquer abertura que escolher e vá até a próstata. Chegando lá, examine-a de todos os ângulos. Depois, visualize-se envolvendo-a com uma rede dourada e fina. A rede tem um cordão para fechá-la,

que você deve puxar o mais apertado que puder em torno da próstata, enquanto a vê diminuindo até o tamanho normal. Então, usando sua outra mão, massageie delicadamente a próstata, sentindo o líquido seminal e/ou a urina fluindo suave e uniformemente da bexiga para a uretra, e dela para a ponta do pênis, de onde você vê o fluxo jorrar e penetrar na terra, ao mesmo tempo que observa sua próstata encolhendo para o tamanho normal. Então, abra os olhos.

BEBÊ MAL POSICIONADO NO ÚTERO

Nome: *Virando o bebê*[5]
Intenção: virar o bebê no seu útero.
Frequência: quando necessário, uma vez, por até 3 minutos. Repita uma vez, se necessário.

Versão é o termo médico para a rotação do feto no útero antes do parto. O pensamento médico geralmente aceita que o corpo influencia o estado mental e as emoções – processos físicos criam efeitos mentais. Essa visão se estende também ao tratamento, no qual as drogas não apenas produzem efeitos mentais, mas também curam distúrbios emocionais. Logicamente, segue-se que o contrário também é verdadeiro – o mental pode produzir mudanças físicas. Coletei inúmeros exemplos clínicos que demonstram o imenso poder que nossas funções têm de influenciar o corpo e emoções. Na minha experiência, nada prova isso mais cabalmente do que o caso das duas mulheres que tiveram sucesso em virar o bebê usando a visualização. Ambas estavam no oitavo mês de gravidez. Foi dito às duas que o bebê estava sentado e não poderia ser virado. Com o *Virando o bebê*, elas conseguiram fazer o que

---

5. Embora no original o autor chame o exercício de "Virando o feto", e apesar de a ciência chamar de feto o estágio de desenvolvimento intrauterino a partir da oitava semana de gestação até o parto, optamos por usar "bebê", palavra obviamente preferida pelas futuras mães. [N. E.]

presumivelmente não poderia ser feito pela medicina. A fé pode mover, além de montanhas, bebê. Não deixe que ninguém lhe diga o contrário.

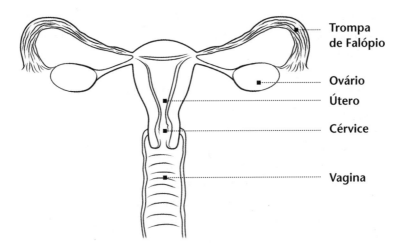

Trompa de Falópio

Ovário
Útero
Cérvice

Vagina

• *Virando o bebê*
Feche os olhos. Expire três vezes e entre no seu corpo através de qualquer abertura que escolher. Leve uma luz com você e ache o caminho até o útero; entre *cuidadosamente* em seu útero através do colo uterino e encontre o feto. Então, *com cuidado* e *muita delicadeza* vire o feto para a posição adequada, com a cabeça voltada para baixo, na direção do canal vaginal. Observe as sensações, se as tiver, que você experimenta ao fazê-lo. Se sentir dor é sinal de que está fazendo tudo certo. Então, saia do corpo *exatamente da mesma forma como entrou* – passando pelo útero e o cérvice, e saia pela mesma rota de entrada. Quando estiver fora do corpo, expire uma vez e abra os olhos. Nos três dias seguintes, volte ao útero e verifique, pela imaginação, se a versão já ocorreu. Depois de uma semana de exercício, retorne ao médico para ser examinada. Se o feto ainda não tiver virado para a posição adequada para o parto, tente o exercício novamente – dessa vez, com mais convicção.

BULIMIA

(Comer por compulsão e depois vomitar)

Nome: *Via Láctea*

Intenção: coibir a ingestão compulsiva de alimentos.

Frequência: antes de se entregar à comida, até sentir uma sensação de saciedade.

Bulimia é um termo semitécnico para a adefagia, ou voracidade, seguida de vômito. O bulímico pode comer uma grande quantidade e permanecer magro, devido ao vômito. Geralmente, esse padrão alimentar alterado diz respeito ao aparecimento de inibições sobre o crescimento. Essa dificuldade afeta sobretudo o sexo feminino no início da puberdade, quando as mudanças sexuais e emocionais que acontecem não são respeitadas por seus pais, que ficam ansiosos pela transformação da filha em mulher. Reagindo violentamente ao pai, a jovem adolescente pune o próprio corpo e a mente. A fim de se recuperar, e não apenas de acabar com a bulimia, ela precisa se desfazer de sentimentos de culpa e assumir sua condição de mulher adulta. Trabalharemos aqui no problema imediato – coibir a voracidade. É provável que o alívio desse problema traga um novo autoconhecimento que guiará a pessoa bulímica a tomar outras providências para sua autocura. Uso um exercício derivado do significado da raiz da palavra bulimia, que é "vaca"[6].

Utilize esse exercício, no qual você vislumbrará a vastidão de nossa galáxia, antes de se entregar à voracidade. Se você perceber a sensação de saciedade em seu abdômen, terá progredido. É preciso fé para se permitir dar esse passo, e confiar que um ambiente de sustentação se desenvolverá à sua volta. Se você der o passo, o universo providenciará esse ambiente.

---

6. "Bulimia" vem do vocábulo grego *boulimia*, derivado do adjetivo *boulimos,* formado por *bou* ("boi") e *limos* ("fome"): literalmente, "fome de boi". [N. T.]

Imagens que curam

• A Via Láctea

Feche os olhos. Expire três vezes e visualize uma vaca pastando contente num prado. Depois que ela termina, veja-a saltar sobre a Via Láctea. Veja a Via Láctea fluindo do úbere da vaca até você, que está parada sob a lua, com o rosto voltado para o jorro de leite, que é despejado diretamente em sua boca aberta. Sinta-se fartado e satisfeito. Então, perceba sua saciedade e abra os olhos.

CÂNCER

Nome: *As mãos de Deus* e *Mãos de relâmpago*
Intenção: eliminar o câncer.
Frequência: três vezes ao dia, durante 1 a 2 minutos, por nove ciclos de 21 dias de uso e 7 dias de intervalo.

O câncer é uma doença alimentada por várias fontes: emocional (perda, luto, depressão); ambiental (contaminação da água, do ar e da comida e efeitos da exposição à radiação); social (rupturas em relações sociais, familiares e de negócios); moral/ética (falhas na integridade moral). Tomar consciência desses fatores que contribuem para a doença é um passo extremamente valioso na promoção da cura do câncer. Se você sente dificuldade em trabalhar essas questões sozinho, busque a ajuda de um terapeuta que admita essas condições como fatores que contribuem para o câncer. Não sinta nenhum constrangimento de procurar esse tipo de auxílio e, acima de tudo, não se sinta culpado ou intimidado se seu médico não concordar com sua decisão de explorar terapias adicionais. Faça o que *você* achar necessário. Sua vida vem em primeiro lugar. Assuma a autoridade sobre si mesmo.

Aqui estão dois exercícios gerais para a cura do câncer que podem ser empregados por qualquer pessoa que sofra dessa enfermidade. Não posso prescrever exercícios específicos porque a cura do câncer por meio de visualizações *precisa* ser monitorada por um médico. Comentei anteriormente que a visualização está associada a uma atividade fisiológica intensa – em certo sentido, é disso que o livro trata – e devemos ser cautelosos para *não* deslocar células cancerosas por meio de atividade imagística. A dosagem e a intensidade das visualizações devem ser ajustadas individualmente. Entretanto, os exercícios genéricos apresentados aqui podem ser usados para melhorar a condição geral. O primeiro exercício é para aqueles que têm inclinações religiosas.

• *As mãos de Deus*

Feche os olhos. Expire três vezes e visualize-se *sendo* as mãos de Deus. Expire uma vez. Vendo suas mãos como sendo as do próprio Todo-Poderoso, toque a região enferma, limpando delicadamente toda sujeira e contaminação e, então, *coloque* em ordem o que está fora do lugar (por exemplo, entrelaçando novamente as fibras da parede do cólon). Depois, expire uma vez e veja seu corpo em *perfeitas* condições. Seu rosto está alegre e sorridente e seu cérebro está trabalhando bem. Goste de si e veja-se banhado pela luz do sol que vem de cima. Orgulhe-se do corpo que você construiu. Então, abra os olhos.

• *Mãos de relâmpago*

Feche os olhos. Expire três vezes e veja suas mãos se tornarem relâmpagos. Use-as para penetrar seu corpo até o local da doença. Tire o que está lá enquanto inspira com rapidez. Em seguida, remova as mãos de relâmpago velozmente, trazendo com elas a matéria doente. Jogue isso tudo para trás. Depois, veja uma pequena cachoeira acima de você e banhe-se nela, sentindo-se totalmente limpo. Então, abra os olhos.

CATARATA

Nome: *A queda-d'água*

Intenção: curar a catarata.

Frequência: a cada 1 ou 2 horas, enquanto estiver desperto, durante 3 minutos, por ciclos de 21 dias de uso com 7 dias de intervalo entre eles. Se necessário, repita outros três ciclos de 21 dias, com 7 de intervalo.

A catarata é uma opacidade da lente do olho criada por depósitos de cálcio. Consequentemente, a visão, com o tempo, se torna cada vez mais embaçada, podendo chegar ao estágio de cegueira. É claro que devemos procurar não apenas as causas físicas desse problema, mas também as emocionais. Minha experiência demonstra que toda pessoa que sofre de catarata não quer enxergar algo que lhe é especialmente doloroso emocionalmente. Um homem, por exemplo, não queria se ver, literalmente, envelhecer.

Novas técnicas cirúrgicas para catarata parecem eficazes. Mas as recorrências são frequentes. Como a catarata se desenvolve lentamente, você pode querer tentar esse exercício antes de recorrer à cirurgia.

Para fins de utilização em nosso trabalho de visualização, é útil saber que uma catarata também é uma queda-d'água. Essa imagem é imensamente proveitosa na produção de imagens que possam ser usadas para limpar a opacidade.

Tente relaxar quando fizer esse exercício. Não fique impaciente esperando por um milagre. Levou certo tempo para que a doença chegasse nesse estágio, e ela não pode desaparecer da noite para o

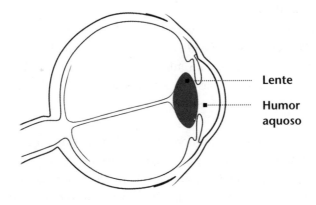

dia. Como afirmei anteriormente, a cura requer sua participação ativa e precisa de tempo para acontecer.

Uma outra observação: a princípio, você pode se surpreender com uma imagem que faz referência a uma pasta de saliva. Quando Jesus fez o milagre de ajudar um cego a recuperar a visão, ele cuspiu nos olhos do homem. Essa forma de cura era prática comum para os profetas da Terra Santa.

• A queda-d'água

Feche os olhos. Expire três vezes e visualize-se parado debaixo de uma enorme queda-d'água. Imagine que pode remover as lentes do seu olho e vê-las na sua mão. Elas estão embaçadas; coloque-as sob a água que jorra pura e límpida para lavá-las por completo. Veja e sinta a catarata se desfazendo em partículas que são levadas pela água até não restar mais nenhuma. Expire uma vez. Antes de recolocar as lentes nos olhos, imagine que um grande homem santo (se você for religioso) ou alguém que você ame profundamente aplique uma pasta de saliva sobre as lentes e nos espaços ocupados por elas anteriormente, para conservá-los sem depósitos futuros. Então, recoloque as lentes. Saiba que foram aclaradas. Abra os olhos.

CISTOS DE MAMA

Nome: *O carrilhão da vida*
Intenção: eliminar cistos de mama.
Frequência: três vezes ao dia (de manhã cedo, ao entardecer, na hora de dormir), durante 3 a 5 minutos, por 21 dias. Se o cisto não desaparecer, espere 7 dias e faça outros dois ciclos de 21 dias de visualização com 7 dias de intervalo entre eles.

Essa doença comum nas mulheres tem driblado as melhores tentativas de tratamento. Certamente seria útil examinarmos as questões emocionais/sociais relacionadas. A frustração de não ser capaz de nutrir ou ser nutrida em determinado relacionamento é um exemplo. (Pesquisas sugerem que a alimentação também pode influenciar o surgimento de cistos de mama. Cafeína, refrigerantes de cola e chocolate podem contribuir para seu aparecimento; vitamina E e lisina, um aminoácido, podem ajudar a reduzi-los.) "Ann", uma paciente que utilizou com sucesso o exercício *O carrilhão da vida* – seus cistos haviam desaparecido por ocasião de seu mais recente checape –, declarou: "Toda vez que escuto o som de sinos, ou música inspiradora de qualquer tipo, eu imediatamente reajo a isso, permitindo que o som se mova pelos meus seios e exerça seu poder ressonante de cura. Imagino os cistos diminuindo, dissolvendo-se e desaparecendo. Vejo meus seios livres de bloqueios e plenos de luz branco-azulada".

• *O carrilhão da vida*

Feche os olhos e expire três vezes. Visualize-se usando um peitoral de pedras preciosas. Ele é translúcido e cada joia é um sino com sonoridade distinta e bela. Ao tocar *de leve* cada um deles com a ponta do dedo indicador, escute o som produzido pelos sinos cada vez mais forte, tornando-se uma melodia de cura. Sinta o som ressoar em seus seios: os tecidos respondem, assim como as células. Veja e sinta as impurezas se desprenderem, o(s) cisto(s) se partir(em) à medida que esse som separa o puro do impuro. Enquanto isso acontece, veja uma luz azul-dourada circulando pela área, seus raios descarregando uma energia que percorre todo seu corpo. Veja e escute esse som e essa luz se tornarem uma torrente de movimento em seus seios, dissipando as impurezas escuras e carregando-as para fora do corpo pelas solas dos pés: veja o(s) cisto(s) desaparecer(em) junto com as impurezas. Então, abra os olhos.

CONJUNTIVITE

Nome: *Cura egípcia*
Intenção: acabar com a inflamação.
Frequência: três vezes ao dia, durante 1 a 2 minutos, por 21 dias.

Essa inflamação da membrana mucosa da pálpebra, geralmente a inferior, provoca vermelhidão e inchaço da área. É uma afecção benigna e pode refletir uma variedade de fatores, que incluem cansaço e fadiga, carência de vitaminas – especialmente de vitamina C – e choro relacionado com perda e luto. Esse último fator deve ser considerado um dos principais causadores de inflamações nos olhos.

Não importa quais sejam os fatores predisponentes, o exercício A queda-d'água (descrito na pág. 86) ou a Cura egípcia (a seguir) podem ser bastante benéficos.

• Cura egípcia

Feche os olhos. Expire três vezes. Visualize-se em um amplo campo aberto e comece a aplicar o processo de Cura egípcia. Dirija os pequenos olhos e mãos para sua(s) pálpebra(s), examine como ela está com os cinco olhos e, então, use-os para observar de perto tudo que as mãozinhas estão fazendo. Em uma delas há uma pena dourada, com a qual você limpa toda a vermelhidão e inflamação da conjuntiva. Com outra de suas pequenas mãos, oriente um raio azul de laser ao longo da conjuntiva em que você acabou de limpar a vermelhidão. Veja, sinta e saiba que a conjuntiva está sarando normalmente. Depois disso, termine o processo de Cura egípcia da maneira já descrita (veja pág. 57). Então, expire e abra os olhos.

CULPA

Nome: *A fita vermelha* e *Dizendo o que pensa*
Intenção: eliminar o sentimento de culpa.
Frequência: uma vez ao dia, durante 3 a 5 minutos (para o *Dizendo o que pensa*, até 3 minutos apenas), por 7 dias. Se julgar que precisa continuar, pratique por mais 14 dias.

Muita coisa é atribuída ao sentimento de culpa, que geralmente é associado com nossa noção de consciência. Na verdade, a consciên-

Imagens que curam

cia está presente em alguns de nós, embora não em todos, para evitar que consumamos atos destrutivos contra nós próprios e contra os outros. Teoricamente, o que sentimos após cometermos um ato que vai contra nossa consciência é remorso, embora costumemos chamar isso de culpa. A consciência evita que cometamos esses atos de antemão. O remorso como "sentimento de culpa" é uma reação ao fato. Seja lá que nome tenha essa resposta, esses sentimentos sufocam o crescimento pessoal, pois são uma forma de fugir da responsabilidade por nosso comportamento, assumido ou não. Em outras palavras, não só nos sentimos culpados pelo que fizemos, mas também pelo que deixamos de fazer. Seja qual for o caso, não fique acorrentado ao passado. Assuma a responsabilidade pelos seus atos e omissões. Saiba que há consequências para as suas ações que devem ser suportadas, perdoe a si mesmo, peça perdão a quem você magoou ou ofendeu. Compense-o, se possível, e vá viver seu presente, tentando agir da forma mais ética que conseguir.

Os exercícios a seguir têm sido grandes aliados na luta que muitos de meus pacientes travam para escapar da "paralisia" causada pelo sentimento de culpa. Descubra qual exercício lhe serve melhor e invista nele. Você ficará surpreso com o que descobrirá sobre si mesmo ao explorar o sentimento de culpa dessa forma.

• *A fita vermelha*

Feche os olhos. Expire três vezes. Veja uma fita vermelha na sua frente. Escreva nessa fita, por ordem de importância, as características das quais quer se livrar, inclusive a culpa. Coloque a fita em volta do pescoço. Expire uma vez e vá da cidade para o deserto – um que você já conheça ou sobre o qual tenha lido a respeito. Lá, encontre uma cachoeira próxima a uma grande rocha. Cave um buraco diante da rocha. Pegue todas as características da fita e expulse-as uma por uma, expirando enquanto diz o nome de cada uma (não em voz alta, mas *lá* no deserto). Depois disso, coloque a fita sobre a rocha e queime-a. Jogue as cinzas no buraco; tape o buraco e coloque a rocha em cima. Expire uma vez e vá para a cachoeira.

Escale a cachoeira até o alto, subindo pela própria água. Veja, sinta e perceba a força da água jorrando em você, lavando-o e levando embora qualquer vestígio de culpa. Depois de alcançar o topo, erga as mãos em direção ao sol, com as palmas para cima, pegando um pouco dele nas mãos e depois pousando-as em qualquer lugar que deseje ou em seu corpo, para lhe dar saúde e bem-estar. Expire uma vez e saia da cachoeira. Deixe o sol secá-lo. Vista uma roupa ou um roupão limpo e encerre o exercício, sabendo que sua culpa desapareceu. Então, abra os olhos.

• *Dizendo o que pensa*
Feche os olhos. Expire três vezes. Imagine-se falando sobre aquilo que o faz sentir-se culpado com a pessoa que está em conflito com você. Expresse-se diretamente, dizendo pelo que sente culpa. Então, troque de lugar com a pessoa. Torne-se essa pessoa e fale com você como se fosse ela. Expire uma vez. Volte a ser você mesmo e expresse o ressentimento por trás da culpa. Expire uma vez. Troque de lugar e reaja ao que sentiu. Expire uma vez. Volte a ser você e expresse as exigências por trás do ressentimento. Não disfarce essas exigências com perguntas ou acusações. Expire uma vez. Seja a outra pessoa e responda às exigências que você acabou de fazer. Observe como se sente fisicamente quando trocam de lugar. Estando no lugar da outra pessoa, o que você diz? Então, abra os olhos.

DEPRESSÃO

Nome: *Gota de esperança*
Intenção: diluir o desespero.
Frequência: três vezes ao dia, durante 1 a 3 minutos, por 21 dias.

Nome: *Escada da vida*
Intenção: superar pensamentos obsessivos ligados à depressão.
Frequência: a cada 2 horas, porém não mais do que seis vezes por dia, durante 2 a 3 minutos, até sentir alívio.

Imagens que curam

Nome: *Dissipando as nuvens escuras*
Intenção: afastar a tristeza.
Frequência: conforme a necessidade, por até 1 minuto.

Nome: *Atravessando a ponte*
Intenção: livrar-se do remorso.
Frequência: duas vezes ao dia, durante 2 a 3 minutos, por 21 dias.

Nome: *Reenterrando os mortos*
Intenção: mitigar o sofrimento excessivo pela morte de um ente querido.
Frequência: uma vez por dia, durante 2 a 3 minutos, por 7 dias.

Nomes: *Limpar um espaço, Pintura a dedo* e *Espiral de energia*
Intenção: recuperar a energia esgotada, ou se energizar mais.
Frequência: três vezes ao dia, durante 2 ou 3 minutos, em ciclos de 21 dias, com 7 dias de intervalo até a energia estar restaurada.

Nome: *Navegando para longe da calmaria*
Intenção: fugir do tédio.
Frequência: duas a três vezes por dia, durante 1 minuto, por até 21 dias, até que tal estado de espírito tenha passado.

Nome: *Fora do limbo*
Intenção: superar a depressão relacionada com uma sensação de estar perdido.
Frequência: três vezes ao dia, durante 1 a 2 minutos, por 21 dias.

Nome: *Engolindo o arco-íris*
Intenção: superar a depressão relacionada com sentimentos de desamparo ou isolamento, ou alterações de humor internas que não são provocadas por circunstâncias externas.
Frequência: quatro vezes ao dia, durante 1 minuto, por 21 dias.

Gerald Epstein

As várias formas de depressão – pesar, luto, melancolia, tristeza, retraimento, mau humor e afins – mostram que ela é, certamente, o distúrbio emocional crônico mais frequente. Em muitos casos, essas várias formas estão diretamente relacionadas com *perda* e/ou raiva de si mesmo. A maioria das pessoas perde alguma coisa todos os dias – alguém, um ideal, um objeto, um plano, um sonho de sucesso, uma esperança. Dependendo do grau e da intensidade da perda, muitos reagem com um dos estados emocionais mencionados anteriormente, como o pesar ou o luto. Se esse estado persiste por um tempo demasiadamente longo (mais de três meses) e o desempenho começa a diminuir – assim como o apetite, o sono, o interesse pela vida e o desejo sexual –, trata-se de um quadro claro de depressão. Diversos outros sintomas ou tendências podem se manifestar. É por isso que apresento aqui uma variada seleção de exercícios. Provavelmente, você encontrará um ou mais que lhe sejam úteis.

A onipresença dos estados depressivos atesta a universalidade da perda. Ninguém está livre de experimentar a depressão. Ela é a antecâmara da morte e requer nossa máxima atenção e preocupação. A meu ver, nada é mais digno de atenção, uma vez que em algum ponto da vida todos passam por isso. Paradoxalmente, essa experiência universal deve ser encarada com calma, não com consternação. A perda, já que afeta a todos, representa a contínua chance de nos conformarmos com a fragilidade da vida física.

• *Gota de esperança* (dois exercícios)

1. Feche os olhos. Expire três vezes e visualize-se segurando um copo de água límpida e pura. Veja o que acontece quando, de repente, uma gota de tinta preta cai dentro da água. Veja e ouça a gota de tinta descendo, o ritmo e os padrões formados pela ondulação na água. Ouça o que a água diz ao ser ferida e perturbada pela gota negra. O que você está sentindo? Vivencie esses sentimentos profundamente, permitindo que eles o invadam. Então, lave-se bebendo um copo de água límpida e pura. Abra os olhos sabendo que o desespero se dissipou.

Imagens que curam

2. Feche os olhos. Expire três vezes. Deixe cair uma gota pesada de tinta branca dentro da água límpida e pura. Observe como ela penetra fundo na água. Veja e ouça a gota de tinta descendo, o ritmo e os padrões formados pela ondulação na água. Ouça o que a água diz ao ser ferida e perturbada pela gota branca. O que você está sentindo? Vivencie esses sentimentos profundamente, permitindo que eles o invadam. Então, lave-se bebendo um copo de água límpida e pura. Abra os olhos sabendo que o desespero se dissipou.

- **Escada da vida** *(para depressão relacionada com pensamentos obsessivos [incessantemente repetitivos])*
Feche os olhos. Expire três vezes. Visualize-se em uma enorme mansão. Veja-se descendo a escada dos fundos. Anote tudo que vir ou sentir. Então, veja-se subindo a escada da frente. Novamente, anote o que vir ou sentir e, ao chegar ao topo, o que você encontra? Abra os olhos.

- **Dissipando as nuvens negras** *(para um sentimento geral de tristeza)*
Feche os olhos e visualize nuvens negras sobre você. Enquanto está sob essas nuvens, veja-se soprando-as para a esquerda, com três expirações (na visualização, *não* fisicamente). Então, olhe para cima, à direita, e observe o sol adentrar o céu sobre você. Quando terminar, saiba que a tristeza foi embora e abra os olhos.

- **Atravessando a ponte** *(para depressão relacionada com o remorso)*
Feche os olhos e expire três vezes. Visualize-se atravessando de costas uma ponte. Diga adeus aos que amou e aos que não lhe causaram mal. Enquanto atravessa para o outro lado, de costas, ignore aqueles que o magoaram ou lhe fizeram mal. Quando alcançar o outro lado, destrua a ponte entre o presente e o passado. Então, vire-se e veja o seu novo território. Caminhe por ele até encontrar

Gerald Epstein

um novo abrigo e sentir-se confortável. Se desejar, examine essa nova morada. Então, abra os olhos.

• **Reenterrando os mortos** *(para a depressão relacionada com o sofrimento provocado pelo enterro de um ente querido)*
Feche os olhos. Expire três vezes e visualize-se no cemitério recuperando o corpo de um ente querido. Veja a família e os amigos à sua volta enquanto você reenterra o corpo e, então, coloca flores na sepultura. Ali, faça uma pequena prece, meditação ou diga palavras bonitas. Então, vire-se e visualize-se deixando o cemitério, feliz, radiante, sorridente, fazendo uma prece, uma meditação ou dizendo palavras bonitas. Depois disso, expire uma vez e abra os olhos.

Os três exercícios a seguir, para depressão relacionada com a perda de energia e motivação, utilizam atividades físicas em vez de visualizações. Eu os incluí porque são fáceis de fazer e eficazes no combate a esse tipo de depressão.

• **Limpar um espaço**
Limpe fisicamente um espaço de sua casa – uma pia, um espelho, uma janela, o chão, uma escrivaninha etc. Limpe com a intenção de, ao mesmo tempo, limpar a si próprio de toda melancolia, morbidez, ou qualquer outra coisa que escolher.

• **Pintura a dedo**
Pegue um bloco de desenho com folhas brancas e não pautadas. Usando tintas para pintura a dedo nas cores amarelo, laranja e vermelho, pinte formas fluidas, sabendo que seu estado de espírito está se desanuviando.

• **Espiral de energia**
Em um bloco de desenho, use um lápis para traçar espirais de dentro para fora, conforme a ilustração, quantas vezes quiser, com a intenção de se energizar.

Imagens que curam

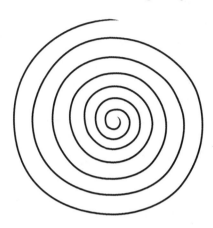

• **_Navegando para longe da calmaria_** *(para a depressão relacionada com o tédio)*
Você já deve ter ouvido a expressão "na calmaria", significando que alguém está na pasmaceira, entediado ou melancólico. Se você se encontra nessa situação, do ponto de vista da visualização você está com sorte. Porque, de fato, as calmarias existem. Encontram-se no Oceano Índico, perto da costa da África. É uma área de baixa atividade, onde basicamente não há ventos nem qualquer outro tipo de turbulência. Agora que você sabe onde está, já pode sair daí.
Feche os olhos e expire três vezes. Visualize-se navegando na área de calmaria. Você é o capitão do navio. Saiba que você se sentirá bem assim que tiver conduzido o navio para fora da calmaria. Veja, sinta e perceba como encontrar seu caminho. Então, abra os olhos.

• **_Fora do limbo_** *(para a depressão relacionada com a sensação de estar perdido)*
Feche os olhos. Expire três vezes e visualize-se no limbo. Expire uma vez e comece a escalar para sair de onde está. Não pare até conseguir. Para isso, utilize qualquer meio ao seu alcance. Lembre-se de que se trata de imaginação e *tudo* pode acontecer. Então, sabendo que já não está perdido, abra os olhos.

Gerald Epstein

• **Engolindo o arco-íris** *(para a depressão relacionada com sentimentos de desamparo, isolamento, ou alterações de humor internas que não são provocadas por circunstâncias externas)* Feche os olhos. Expire três vezes e visualize-se engolindo um arco--íris. Sinta e perceba a melhora de ânimo que isso lhe propicia. Prolongue essa sensação por um minuto. Então, abra os olhos.

DESLOCAMENTO DO OMBRO

Nome: *Ombro recolocado*
Intenção: colocar seu ombro de volta no lugar.
Frequência: conforme a necessidade, durante 30 segundos.

Muitas pessoas experimentam deslocamentos espontâneos das juntas, especialmente do ombro. Na maioria das vezes, esses deslocamentos são consequência de atividade esportiva em demasia. É bom conhecer o significado do ombro, claramente citado em frases de uso corrente como "a responsabilidade recaiu sobre os meus ombros", "carrega todo o peso do mundo nos ombros", "tirei um peso dos ombros" e assim por diante. Às vezes, os fardos se tornam pesados demais para suportar e os ombros cedem.

Certo dia, encontrei um conhecido no metrô, um jovem de 20 e poucos anos. Enquanto conversávamos, eu me sentei e ele permaneceu de pé, segurando no apoio. De repente, ele soltou um grito de dor e caiu no chão, contorcendo-se em franca agonia. Ele me disse que seu ombro havia se tornado cronicamente "deslocável", e aquilo podia acontecer a qualquer hora, em qualquer lugar. Fui lhe passando as instruções do exercício *Ombro recolocado*. Quando terminou, ele piscou várias vezes, moveu o braço normalmente, reparou que a dor havia passado e agradeceu-me profusamente.

• **Ombro recolocado**
Quando o deslocamento acontecer e você for capaz de permanecer suficientemente calmo para se permitir visualizar, feche os olhos

e veja seu ombro deslizar facilmente de volta à articulação. Então, veja seu braço dependurado normalmente. Após terminar a visualização, imediatamente coloque seu ombro de volta fisicamente. Você pode fazer isso por conta própria ou contar com a ajuda de alguém familiarizado com esse problema – mas só *depois* do exercício de visualização.

DESMOTIVAÇÃO

Nome: *Canção do tear*
Intenção: dar um rumo à vida.
Frequência: uma vez ao dia, durante 3 a 5 minutos, por 3 dias.
Use sempre que necessitar de um rumo na vida.

Muitas pessoas sofrem de falta de objetivos ou perdem o rumo da vida. De fato, esse sentimento se tornou um fenômeno social. Isso pode ser constatado no aumento mundial do número de sem-tetos e de desempregados. A desmotivação pode ser sentida de várias maneiras e em níveis diferentes por muitos de nós. O exercício de visualização a seguir, baseado no folclore dos índios navajos, será muito útil para corrigir esse mal.

• *Canção do tear*
Feche os olhos. Expire uma vez. Veja, perceba e sinta-se no seu tear, tecendo a vida que gostaria de ter. Escolha os fios entre os milhares que lhe estão disponíveis. Veja suas mãos como céu e terra tecendo essa tapeçaria enquanto escuta a canção que o tear canta para a sua eternidade. Então, abra os olhos.

DIABETES

Nome: *O acrobata* e *De volta à natureza*
Intenção: normalizar a produção de insulina no pâncreas.
Freqüência de *O acrobata*: quatro vezes ao dia (antes das prin-

Gerald Epstein

cipais refeições e de dormir), por três ciclos de 21 dias, com 7 de intervalo. Na primeira semana de cada ciclo pratique o exercício durante 2 a 3 minutos; na segunda semana, de 1 a 2 minutos; na terceira semana, de 30 segundos a 1 minuto.

Freqüência de *De volta à natureza*: duas vezes ao dia (de manhã cedo e ao entardecer), durante 1 a 2 minutos, por tantos ciclos de 21 dias com 7 de intervalo quantos forem necessários (às vezes, um só basta) para fazer que a produção de insulina se equilibre.

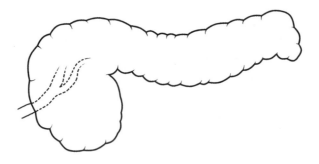

Uma das principais substâncias químicas reguladoras do açúcar produzidas no corpo é a insulina. Ela é produzida no pâncreas, um órgão alongado, que lembra uma ponte, localizado atrás do estômago, na parte superior esquerda do abdômen, estendendo-se do baço até o flanco do duodeno (primeira parte do intestino delgado), no meio do abdômen superior. O diabetes é uma doença em geral ligada à alteração na produção da insulina e no metabolismo da glicose (açúcar). (Recentes pesquisas mostram que alguns diabéticos são mais sensíveis ao trigo processado ou às gorduras saturadas do que ao açúcar refinado.) O diabetes fala da *amargura*. É uma doença que nos convoca a adoçar a vida, e isso pode ser feito ao nos visualizarmos atravessando uma ponte entre a antiga vida amarga e uma nova vida doce. A travessia da ponte é uma visualização específica para o diabetes e representa outro significado associado a essa doença – o de que algumas mudanças devem ser feitas se não quisermos ficar perdidos e nos tornarmos amargos.

Imagens que curam

Depois de praticar três ciclos de *O acrobata* ou um ciclo do *De volta à natureza*, verifique com seu médico se as suas necessidades de medicação mudaram.

• *O acrobata*
Feche os olhos. Expire três vezes e visualize-se atravessando um riacho. Torne-se um acrobata, dê cambalhotas, salte e faça piruetas ao longo do caminho, sentindo-se um convidado bem-vindo em uma terra nova, que aguarda você do outro lado. Saiba que seu diabetes cedeu ao alcançar a outra margem. E prometa a si próprio que fará algo "doce" por você ao menos uma vez por dia.

• *De volta à natureza*
Feche os olhos. Expire três vezes e visualize-se em um prado. Sente--se no meio desse prado comungando com a natureza e com sua natureza superior. Reconheça e sinta a beleza de ambas. Expire uma vez. Conheça, sinta e perceba a doçura da vida nesse contato. Saiba que sua insulina está normalizando. Abra os olhos quando sentir que já está normal.

DIFICULDADES EMOCIONAIS
(que incluem Confusão, Desorganização, Perda de concentração e Terror)

Nome: *Enfrente o monstro*
Intenção: fazer que (diga o nome da emoção) desapareça.
Frequência: conforme a necessidade, durante 1 a 3 minutos, a cada 15 a 30 minutos, até que a emoção tenha passado.

As dificuldades emocionais parecem ser o parceiro perpétuo da existência. Quase todos sentimos ansiedade, preocupação, raiva, culpa e medo. Todas as dificuldades emocionais são relacionadas com o tempo. Ou seja, tornamo-nos inseguros e pouco à vontade quando pensamos sobre o futuro ou o passado. É muito difí-

Gerald Epstein

cil permanecermos concentrados no presente, já que há infinitas pressões que nos empurram para longe dele. Assim que deixamos o presente, começam as dificuldades emocionais, quase sempre difíceis de controlar. A seguir, apresento vários exercícios de visualização simples, que ajudam a lidar com essas dificuldades.

Via de regra, a melhor maneira de lidar com as dificuldades emocionais é ir até elas, saudá-las, adentrá-las, cumprimentá-las, atravessá-las, dar-lhes as boas-vindas, abraçá-las ou uma combinação de tudo isso. É muito útil tentar *ver* qual imagem está associada a que dificuldade emocional. Toda emoção tem uma imagem relacionada, que lhe ocorrerá se você pedir. Na Rússia, Pavlov e seus colegas psicólogos provaram esse ponto quando, nos anos de 1920, pesquisaram a área dos reflexos condicionados e padrões de hábitos. Ivan Pavlov é o mais conhecido desses pesquisadores por suas experiências com a salivação dos cachorros. Ivan Smolenski demonstrou princípios similares em outra experiência. Ele mostrou que quando a flexão de um dedo é induzida por choque elétrico e condicionada ao som de um sino por 30 segundos, se o estímulo condicional – o som do sino – for substituído pela palavra "sino", o dedo dobrará sem qualquer outra preparação prévia.

Uma paciente viu chamas associadas à emoção da raiva. Pedi a ela que se sentasse no meio das chamas, deixando-as arder em volta dela. Claro que ela ficou assustada no início, mas acabou entrando nas chamas (provavelmente porque confiava em mim e, dessa forma, em si mesma). Ao sentar-se entre as chamas, viu seu calor sendo captado pelas nuvens lá no alto. As nuvens se tornaram carregadas de água, explodiram, e a chuva abafou as chamas. Com essa chuvarada, sua raiva cessou abruptamente. Tais experiências são comuns em minha clínica.

Outra paciente era constantemente tomada por sentimentos de terror. Pedi que ela visse o terror, que ela imaginou como um fantasma de horríveis olhos escuros, rodeado por chamas. Ela foi até essa figura, em vez de fugir dela. Então, passou através da figu-

Imagens que curam

ra e se viu do outro lado, em um lindo prado verde. O sol brilhava, o céu era azul-claro e as árvores bem verdes. Ela sentiu paz, e o terror evaporou. Toda vez que se sentia aterrorizada, repetia essa experiência. Em duas semanas, ficar "aterrorizada" tornou-se coisa do passado para a paciente.

Essa técnica é uma forma genérica de lidar com emoções perturbadoras. O primeiro passo é não ceder a essas emoções. Não se deixe intimidar ou amedrontar por elas, que querem que você se submeta. São como uma criancinha dentro da sua cabeça, clamando por atenção e alimento. O que sugiro como tática é ignorá-las e deixá-las morrer de fome em longo prazo.

• **Enfrente o monstro**

Feche os olhos e expire uma vez. Da forma que lhe parecer apropriada, vá até sua emoção e veja a imagem associada a ela. Sinta que o que acontecer nesse confronto lhe trará alívio. Abra os olhos quando terminar.

DISFUNÇÃO TIREOIDIANA

Nome: *Vermelho e azul*

Intenção: normalizar o funcionamento da glândula tireoide.

Frequência: quatro vezes dias ao dia (de manhã cedo, ao meio-dia, ao entardecer, na hora de dormir), durante 2 a 3 minutos, por três ciclos de 21 dias e 7 dias de intervalo entre eles. A essa altura, teste novamente a função tireoidiana. Se melhorar, repita o programa de exercícios por mais três ciclos, dessa vez, duas vezes ao dia – de manhã cedo e ao entardecer. Se não ocorrer alteração ou houver uma piora (o que não é um mau sinal), repita os três ciclos, três vezes ao dia – de manhã cedo, ao entardecer e na hora de dormir; e, depois, mais três ciclos, duas vezes ao dia – de manhã cedo e na hora de dormir. Talvez você piore antes de melhorar, mas isso mudará em uma ou duas semanas. Se você não melhorar passado esse período, consulte um médico.

A tireoide é a glândula mais importante no controle do metabolismo. Sua imagem pode ser associada a uma porta, um escudo ou floresta. Quando há um distúrbio na tireoide, normalmente recomendo que o paciente investigue uma questão relacionada com a transposição de alguma porta na vida – ou seja, tomar a decisão de mudar de uma fase para outra. Por exemplo: um homem com quem trabalhei estava se divorciando após um longo casamento; ele estava fazendo a transição dolorosamente e relutava muito em aceitar a situação. Estava, em suas palavras, "transpondo uma nova porta". Ele desenvolveu hipertireoidismo (atividade excessiva da tireoide) no decurso dessa transição, já que estava a caminho de ficar sozinho, descasado e na meia-idade. O sofrimento que resulta dessa e de outras situações de transição semelhantes é retido na tireoide. A tireoide então "se manifesta" a respeito dessa passagem através da porta. Apresento, a seguir, um exercício de visualização que o ajudará a atravessar a porta. Pode ser usado tanto no caso de hipertireoidismo quanto no de hipotireoidismo.

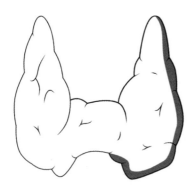

• *Vermelho e azul*
Feche os olhos. Expire três vezes. Visualize-se tornando-se muito alto, seus braços se alongando bastante, com as palmas estendidas, alcançando o sol. Tire um pedaço do sol e o coloque na sua tireoide (veja a ilustração), e visualize raios dourados de luz fluírem para to-

Imagens que curam

das as partes do corpo, levando saúde e bem-estar para suas outras glândulas. Veja canais de luz, vermelhos e azuis, entrecruzando-se na tireoide, e saiba que ela está funcionando com o suprimento normal de hormônio. Observe o padrão formado pelo entrecruzar dos canais, veja e sinta um canal de fluxo hormonal vermelho indo da pituitária até a tireoide, e um canal de fluxo azul indo da tireoide para a pituitária. Quando você vir os fluxos vermelho e azul moverem-se uniforme e suavemente entre a pituitária e a tireoide, saiba que sua tireoide está funcionando bem. Então, expire e abra os olhos.

DISTÚRBIOS GASTRINTESTINAIS CRÔNICOS

Nome: *Dentro-fora*
Intenção: curar o (dizer o nome do distúrbio).
Frequência: duas vezes ao dia, de manhã cedo e antes de dormir, durante 3 a 5 minutos, por seis ciclos de 21 dias, com 7 dias de intervalo. Se você precisar de um *feedback*, consulte seu médico após o terceiro ciclo para uma avaliação. Não suspenda a medicação sem antes ser avaliado pelo seu médico.

Nome: *A sereia*
Intenção: curar o (dizer o nome do distúrbio).
Frequência: três vezes ao dia, de manhã cedo, ao entardecer e antes de dormir, por até 3 minutos, em três ciclos de 21 dias, com 7 de intervalo.

Os distúrbios intestinais incluem indisposições que afetam o estômago, quaisquer das três partes do intestino delgado (duodeno, jejuno e íleo), o colo, o reto e o ânus (como pode ser observado na ilustração). Muitas dessas dificuldades estão relacionadas com maus hábitos alimentares e/ou ao excesso de bebida, e são relativamente de menor gravidade, enquanto outras podem ser de natureza mais séria – como a úlcera péptica, que afeta tanto o estômago quanto o duodeno.

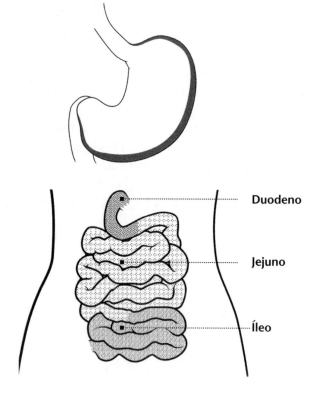

Cada parte do intestino reflete um processo emocional e tem um significado na vida. O do esôfago é o de ser capaz de "engolir" algo, literal ou figurativamente. O estômago lida com ser ou não capaz de "digerir" alguma coisa. O duodeno e o jejuno têm relação com controle, normalmente aquele exercido sobre outros. O íleo reflete os sentimentos de inferioridade ou insegurança sobre nós mesmos ou sobre as posições que ocupamos na vida. O intestino grosso (inclusive o reto e o ânus) geralmente diz respeito às questões de ódio, ressentimento intenso ou amargura profundamente arraigada, bem como apego prolongado a relações amorosas perdidas, o que é análogo a um luto contínuo.

A colite é uma doença comumente diagnosticada que afeta o intestino grosso. Essa inflamação crônica da parte inferior do in-

Imagens que curam

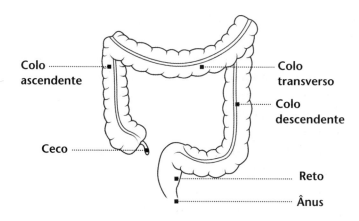

testino, para a qual os tratamentos médicos – inclusive a costumeira prescrição de cortisona – não são satisfatoriamente eficazes, aparece de várias formas, que recebem nomes como espasmódica, ulcerativa e mucosa, dependendo da gravidade e do comprometimento do intestino grosso. Seja qual for o tipo, a colite tem grande ligação com questões relativas a reter e não largar, e com sentimentos de ódio ou ressentimento profundo. Por isso é importante ser capaz de perdoar aquele ou aqueles por quem nutre tais sentimentos. Frequentemente, a colite e fruto de uma relação amorosa frustrada, em que a pessoa se prende ao ressentimento resultante do fato de o outro ter terminado o relacionamento.

"Linda", uma jovem de 20 e tantos anos, sofria de colite ulcerativa havia cerca de sete anos quando veio me procurar. Seu diagnóstico havia sido confirmado em exames físicos e laboratoriais, e por radiografias. Um médico lhe havia dito que essa doença poderia se transformar em um câncer, o que lhe causou mais ansiedade. Ela já havia tentado "de tudo" para se ajudar e chegara a mim por indicação de seu quiroprático. Estava tomando um esteroide com outra medicação e ambos, além de não resolverem o problema, ainda causavam reações adversas.

Fomos imediatamente ao X da questão e começamos com dois exercícios descritos a seguir, *Dentro-fora* e *A sereia*. No espaço de

Gerald Epstein

três meses, dedicando-se diligentemente às visualizações, Linda constatou diversas mudanças em sua vida: parou de usar a medicação enquanto estava sob meus cuidados, e radiografias comprovaram que a doença regredira; tornou-se plenamente determinada, superando a ansiedade de falar em público; e estabeleceu um relacionamento satisfatório e firme com um jovem, com quem passou a viver. Ao longo de nosso trabalho, surgiram questões como a de seu apego a relacionamentos do passado e o reconhecimento da existência de seus sentimentos de ódio; assim que libertou tudo isso, ficou curada.

Em geral, as visualizações têm obtido sucesso com os distúrbios gastrintestinais associados a turbulências emocionais. A seguir, apresento dois excelentes exercícios de visualização que podem ser usados para qualquer um desses problemas.

• *Dentro-fora*

Feche os olhos. Expire três vezes e visualize-se perto de um riacho de águas cristalinas, que desce rápido pela montanha. Ajoelhe-se junto dele, penetre em seu abdômen e puxe para fora a parte do trato intestinal que está comprometida. Vire-a do avesso e lave-a completamente no riacho, usando uma delicada escova de cerdas douradas, removendo todos os resíduos e tudo que é inútil, enquanto vê todo esse material sendo carregado pela corrente de água fresca. Depois, retire o intestino da água e o coloque na terra fértil da margem, deixando secar ao sol, preenchendo a área com luz. Quando estiver seco, pegue uma agulha dourada fina e costure com fio de ouro todo o tecido danificado das paredes do trato intestinal, sentindo as bordas se unirem, e tudo que está machucado se recompor. Veja a aparência normal e sadia do trecho recém--reparado. Então, massageie suavemente a parte exposta com batidinhas de cima para baixo, sentindo o sangue fluir uniformemente através dela, e diga-lhe que você a ama. Depois, vire-a do lado direito e coloque-a de volta ao abdômen. Coma algo nutritivo. Digira como se fosse uma cobra, sentindo a comida passar pelo tubo

Imagens que curam

digestivo com facilidade. Ao final, veja esse material digerido ser eliminado como um bolo fecal com boa formação, sabendo que o seu trato intestinal está funcionando perfeitamente. Então, abra os olhos.

- *A sereia*

Feche os olhos. Expire três vezes. Veja uma sereia de cabelos dourados com corpo e rabo azul-prateados. Veja e sinta a sereia nadar através do seu trato intestinal de forma ritmada. Faça-a tocar na região do trato onde há o distúrbio, e veja a área sarar completamente. Faça-a completar a viagem através do trato, certificando-se de que tudo o mais está em ordem. Quando ela houver completado a viagem, expire e abra os olhos.

DISTÚRBIOS HEPÁTICOS

Nome: *O espelho refletor*
Intenção: curar o fígado.
Frequência: duas vezes ao dia, durante 1 a 2 minutos, por seis ciclos de 21 dias, com 7 de intervalo entre eles. Peça um exame ao seu médico para ver se houve alguma melhora, se o fígado reduziu de tamanho. Seu médico pode pedir uma bateria de exames padrão do fígado para verificar o seu progresso. Se necessitar de mais trabalho, faça mais três ciclos de 21 dias, com 7 de intervalo.

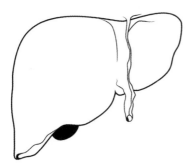

· 107 ·

Gerald Epstein

O fígado é a morada da raiva (assim como o coração é a sede do amor). O fígado é também reconhecido como a morada das emoções em geral. Da mesma forma que combate a raiva, o perdão é um remédio benéfico nos distúrbios hepáticos. Quando o fígado está envolvido, conte para alguém em quem confia sobre os sentimentos que está experimentando. O exercício de visualização a seguir dá o impulso necessário e direção à cura dos distúrbios do fígado.

• O espelho refletor

Feche os olhos. Expire três vezes e veja seu fígado como um espelho liso que reflete suas emoções acumuladas. Limpe-as em direção à esquerda, com sua mão esquerda. Vire o fígado e, na parte inferior dele, pelo espelho, veja suas emoções que acabaram de ser reconstruídas. Então, abra os olhos.

DISTÚRBIOS POSTURAIS

Nome: *Postura ereta*
Intenção: corrigir a postura.
Frequência: sempre que se lembrar de praticar o exercício. Nas primeiras vezes, durante 1 a 2 minutos; com a continuação, por um instante apenas, sempre que se lembrar.

Quase todo mundo se preocupa com a boa postura, pois ela denota claramente o estado de espírito do indivíduo. Quando as coisas estão "pesadas", ou nutrimos um sentimento de inferioridade e alienação, tendemos a andar curvados ou com os ombros caídos. Andar ereto comunica um ar de confiança. Outro benefício é respirar melhor, o que é de enorme importância para a saúde. A seguir mostro um exercício simples mas extremamente eficaz para obter uma postura ereta. Uma vez que o tenha aprendido, poderá praticá-lo em qualquer lugar, com os olhos abertos. Pela constante repetição, você pode ajudar o seu corpo a adquirir uma postura diferente.

Imagens que curam

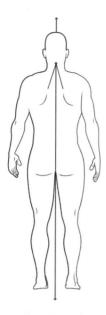

• **Postura ereta**

Feche os olhos. Expire uma vez e veja uma corda prateada que nasce do topo de sua cabeça e vai direto para o céu. Ao mesmo tempo, veja uma corda prateada partindo da base do crânio, passando bem no meio das costas, entre as pernas, e indo direto para a terra. Simultaneamente, veja uma corda prateada saindo da ponta de cada omoplata, unindo-se no alto, sobre a corda da base do crânio, em ângulo com ela. Imagine as quatro cordas tracionadas ao mesmo tempo. Veja como você se sente e aparenta. Então, abra os olhos.

Sempre que fizer esse exercício, com os olhos abertos ou fechados, veja as cordas prateadas e sinta por um instante as quatro trações; depois veja como se sente e aparenta, sabendo que sua postura está perfeitamente ereta.

DISTÚRBIOS RENAIS

Nome: *O aviário*
Intenção: curar os rins.

Frequência: duas vezes ao dia, durante 3 minutos, por 21 dias, com 7 de intervalo. Se o problema não desaparecer, faça o exercício por mais dois ciclos de 21 dias, com 7 dias de intervalo entre eles.

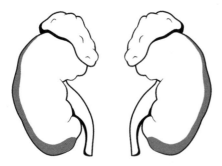

Os rins são grandes órgãos em forma de orelha localizados nos flancos. Problemas nos rins geralmente refletem a incapacidade de tomar decisões importantes na vida ou indecisão crônica. Quanto mais indeciso você é, mais exige de seus rins. Os exercícios para indecisão (págs. 149-50) podem ser úteis. Para o distúrbio renal em si, indico o seguinte exercício:

• *O aviário*

Feche os olhos. Expire três vezes. Visualize-se em um aviário. Os pássaros voam livremente sobre sua cabeça. Então, veja, sinta e perceba que você é uma poderosa avestruz, a ave da terra. Expire uma vez. Como uma avestruz, imagine-se formando o maior dos seus ovos. Sinta o ovo crescendo até o pôr e deposite no ninho. Sente-se sobre ele até que se torne um ovo perfeito. Sinta a movimentação da gema e a jovem ave se formando dentro do ovo à medida que ele cresce cada vez mais. À medida que ele aumenta, veja e saiba que o seu rim (ou rins) está sarando. Então, abra os olhos.

Imagens que curam

DOENÇA CARDÍACA

Nome: *Flechas de dor, Coração cósmico* e *Portões do Paraíso*
Intenção: curar o coração e aliviar a dor cardíaca.
Frequência: duas vezes ao dia, durante 3 minutos, por ciclos de 21 dias com 7 de intervalo, até que o coração volte ao normal.

Colocado de forma simples, o coração é a morada do amor. A arritmia cardíaca (pág. 69), a arteriosclerose coronariana (pág. 71) e o ataque cardíaco estão ligados a problemas relacionados com o amor. Estar deprimido [*heart*sick], angustiado [having *heart*ache], mortificado de ciúmes [eating your *heart* out], tudo isso tem suas raízes no amor e no coração [*heart*]. Podemos ser rejeitados, desprezados, desiludidos; estarmos divorciados ou inconsoláveis: o coração reflete essas situações. Descobri que tomar consciência dessa conexão traz alívio e ajuda o processo de cura. É surpreendente como a consciência da ligação entre os processos físico e emocional pode direcionar o fluxo da doença para o bem-estar. Descobri, em todos os casos que tratei, que usar as visualizações mentais não apenas proporcionou *insights* sobre a conexão amor/ doença cardíaca, mas também acelerou o processo de cura. Exemplo disso é o homem que descrevi no capítulo 2, cujos problemas de coração estavam intimamente associados à impressão de que sua esposa não o amava.

A doença cardíaca só pode ser diagnosticada por um médico. Se você tem doença cardíaca, esses exercícios podem ser úteis. Escolha o exercício que lhe aprouver e pratique-o todos os dias até seu coração voltar ao normal. Você pode alternar os exercícios, se desejar. Enquanto estiver praticando, examine também seus desapontamentos e tristezas causados pelo amor, suas mágoas ou seja lá o que for, e conscientize-se deles; até conte-os para alguém. Tente não sufocá-los dentro de si.

• Flechas de dor

Feche os olhos. Expire três vezes. Abra o zíper de sua caixa torácica. Enfie a mão ali e apanhe seu coração. Remova todas as flechas de dor e atire-as longe. Limpe todas as feridas deixadas por elas. Massageie o coração suavemente, coloque-o dentro do peito e feche o zíper de sua caixa torácica. Escute as batidas do coração, percebendo e sentindo o músculo cardíaco, agora fortalecido, tornar-se vivo. Abra os olhos.

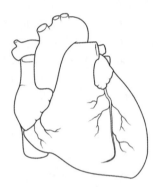

• Coração cósmico

Feche os olhos. Expire três vezes. Abra o zíper de sua caixa torácica. Enfie a mão ali e apanhe seu coração. Limpe-o e massageie-o suavemente. Agora, atire-o em direção ao cosmo e depois o recupere. Veja o coração como um cristal límpido que reflete como um prisma todas as cores do arco-íris. Recoloque esse coração agora limpo e puro dentro do peito e feche o zíper da caixa torácica. Então, abra os olhos.

• Portões do Paraíso

Feche os olhos. Expire três vezes. Entre em seu coração. Uma vez lá, encontre os portões do Paraíso. Veja o que acontece. Sinta e perceba a reação de seu coração. Abra os olhos.

DOENÇAS RESPIRATÓRIAS

(veja também *Problemas respiratórios*)

Nome: *Arejando a casa*
Intenção: respirar normalmente.
Frequência: a cada hora, durante 1 a 2 minutos, diariamente, até que a respiração esteja normalizada.

Nome: *Templo egípcio*
Intenção: respirar normalmente, curar os pulmões.
Frequência: quatro vezes ao dia, durante 3 minutos, por três ciclos de 21 dias, com 7 de intervalo entre eles.

Nome: *Os foles*
Intenção: respirar normalmente.
Frequência: seis vezes da primeira vez, depois seis vezes a cada 30 minutos, no total de dezoito vezes em 60 minutos. Então, 6 horas mais tarde, faça a mesma coisa; e mais uma vez, 6 horas depois. Faça o movimento do fole durante 15 a 30 segundos, por 21 dias.

Muitas pessoas sofrem de algum tipo de desconforto respiratório. Em vez de listá-los em detalhe, apresentarei alguns exercícios poderosos que podem ser aplicados a esse problema em geral. Respirar bem é uma questão de vida ou morte. Problemas respiratórios são manifestações de nossa experiência em muitas situações de vida – limitações *versus* liberdade, vida *versus* morte, pranto *versus* alegria. Algumas pessoas desejam saber como será seu último suspiro, preocupadas, no fundo, com o que é a morte – ainda que, naturalmente, lutemos por ar se sentimos que ele está nos faltando. Levantei essas questões porque podemos ser, ou podemos conhecer, pessoas que prefeririam morrer a parar de fumar, mesmo que o peito chie com enfisema (constrição pulmonar crônica, resultando em perda de elasticidade dos pulmões). Eis aí um exemplo perfeito

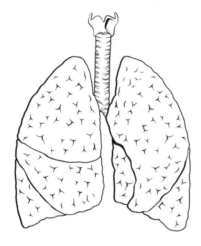

da tensão entre querer viver e querer morrer. Em todo caso, esses exercícios de respiração são úteis, e você também pode consultar os que prescrevi para asma.

Se você deseja melhorar sua capacidade geral de respiração, a despeito de qualquer distúrbio, tente o seguinte: respire de 5 até 1, contando cada expiração como um número. Então, inspire uma vez mais, indo do 1 ao 0, e veja o zero se tornando você. Depois, expire do 1 ao 5 – cada exalação corresponde a um número –, sentindo-se expandir a cada número.

Os exercícios a seguir podem ser feitos separadamente ou em qualquer combinação preferida.

• *Arejando a casa*
Feche os olhos. Expire três vezes. Veja o seu corpo como uma casa com janelas. Cada ciclo de respiração é a abertura das janelas uma por uma, quando você está inspirando ar fresco. Depois que a última janela tiver sido aberta, abra os olhos.

• *Templo egípcio*
Feche os olhos. Expire três vezes. Veja, sinta e perceba-se adentrando um antigo templo egípcio. Saiba que o interior é construído de acor-

Imagens que curam

do com o plano do corpo humano. Cumprimente o guardião da entrada. Deixe que ele o leve até a câmara de seu peito. Veja-se em um longo corredor ladeado por dois grandes cômodos. Visualize os cômodos sendo invadidos por uma luz que vem do alto. Veja e sinta o que acontece em seus pulmões. Agradeça ao guardião enquanto ele o leva de volta à entrada, e despeça-se. Cuide para que a sua entrada seja mais lenta do que a saída. Depois de terminar, abra os olhos.

• *Os foles*

Feche os olhos. Expire uma vez. Veja seus pulmões como um par de foles. Enquanto inspira, os foles expandem. Veja e sinta os pulmões se expandirem e preencherem todo o peito. Enquanto expira, os foles se fecham, forçando o ar a sair. Então, abra os olhos.

DOR

Nome: *Viagem sem dor*
Intenção: acabar com a dor.
Frequência: em intervalos de 10 a 15 minutos, durante 3 a 5 minutos, até que a dor ceda.

Nome: *Fazendo amizade com a dor*
Intenção: acabar com a dor.
Frequência: em intervalos de 10 a 15 minutos, durante 3 a 5 minutos, até que a dor ceda.

Nome: *Através da lente de aumento, Manuseando a dor* e *O pássaro auxiliador*
Intenção: acabar com a dor.
Frequência: em intervalos de 10 a 15 minutos, durante 1 a 2 minutos, até que a dor ceda.

Nome: *Foguetes no espaço*
Intenção: acabar com a dor de cabeça.

Frequência: a cada 10 a 15 minutos, durante 1 a 2 minutos, até que a dor ceda.

Nome: *Esvaziando a cavidade dental*
Intenção: acabar com a dor de dente.
Frequência: a cada 5 minutos, durante 1 a 2 minutos, até que a dor ceda.

A dor é um mecanismo importante para o funcionamento de corpo. É um alerta da presença de algum problema. Nesse sentido, ela não é somente uma "adversária", uma inimiga que precisa ser detida a todo custo, mas também uma mensageira, uma espécie de professora, indicando um perigo. Em inglês, a raiz da palavra dor (*pain*) significa "punição"; em sânscrito, significa "purificação".

Como já foi dito, quando você pede a si mesmo uma imagem que exprima uma emoção ou sensação, a imagem geralmente vem depressa. Esse fato fica ainda mais evidente quando trabalhamos com a dor.

Incluí aqui cinco exercícios para dor em geral, um para dor de cabeça e um para dor de dente. (No caso da dor de dente, consulte um dentista para determinar a causa do problema. Se a dor de cabeça persistir, procure o médico.)

Descubra o exercício, ou uma combinação deles, que lhe traz alívio. Depois de praticar, dê um tempo a si mesmo para ver se a dor desapareceu. Espere 5 ou 10 minutos para avaliá-la. Enquanto isso, tente encontrar um significado para a dor. É uma punição, é culpa, alguma mensagem? Para a dor de dente, tente descobrir alguma perda aguda que esteja vivenciando. Se não encontrar nada, ainda assim poderá continuar a trabalhar para eliminá-la. Se descobrir, existe uma experiência de aprendizagem ocorrendo. Reconheça essas mensagens e encare-as de frente. Você pode perceber imediatamente que precisa tomar uma decisão ou atitude em sua vida. Não hesite em fazê-lo.

Imagens que curam

• *Viagem sem dor*
Feche os olhos. Expire uma vez. Veja a dor. Depois de visualizá-la, imagine-se entrando em seu corpo com uma lata de óleo dourado e quente. Dirija-se à dor. Leve uma luz qualquer com você para que possa examiná-la de todos os ângulos. Então, derrame óleo dourado e quente sobre a dor, cobrindo-a por completo. Veja-a derretendo até virar um ponto dourado. Vire-se e contemple os raios dourados de saúde e bem-estar que emanam desse ponto para todas as partes de seu corpo. Depois, deixe o seu corpo pela mesma rota que usou para entrar, sabendo que sua dor se foi. Então, abra os olhos.

• *Fazendo amizade com a dor*
Feche os olhos. Expire uma vez. Veja a dor. Depois de vê-la, saiba que você pode se tornar amigo dela, penetrando-a e sentando-se em seu centro. Fique ali e não se queixe dela. (Por "não se queixe" quero dizer *não* a chame de "terrível", "horrível"; em outras palavras, não a rotule com adjetivos negativos.) Então, abra os olhos.

• *Através da lente de aumento*
Feche os olhos. Expire uma vez. Veja a dor. Examine-a de todos os ângulos através de uma lente de aumento; depois apague-a, esfregando-a da direita para a esquerda. Então, abra os olhos.

• *Manuseando a dor*
Feche os olhos. Expire uma vez. Imagine-se com mãos grandes e fortes. Com suas grandes mãos, remova a dor e atire-a longe. Então, abra os olhos.

• *O pássaro auxiliador*
Feche os olhos. Expire três vezes. Olhe para um pássaro. Peça a ele para levar embora a sua dor. Observe-o partir a dor com o bico e sair voando, carregando os pedaços. Quando todos os pedaços tiverem sido levados, abra os olhos.

• *Foguetes no espaço* (para dor de cabeça)

Feche os olhos. Expire três vezes e visualize-se colocando os pontos de dor em foguetes que são lançados de sua cabeça e desaparecem no espaço. Então, abra os olhos.

• *Esvaziando a cavidade dental* (para dor de dente)

Feche os olhos e expire três vezes. Imagine-se removendo delicadamente o seu dente (para isso, use a força que quiser). Expire uma vez e sinta o ar entrando no orifício, por onde podem ser vistos um pedaço de gengiva e de nervo. Expire uma vez e recoloque o dente no lugar, sabendo que ele está sadio e inteiro. Expire uma vez, e veja o inchaço diminuindo enquanto expira três vezes. Então, abra os olhos.

DOR DE CABEÇA

Nome: *A faixa prateada*
Intenção: eliminar dores de cabeça temporais.
Frequência: de 5 a 10 minutos, durante 1 a 2 minutos, até que a dor de cabeça desapareça.

Nome: *Olhos abertos*
Intenção: eliminar enxaquecas.
Frequência: conforme a necessidade, durante 2 a 3 minutos.

Nome: *Lago do cérebro*
Intenção: eliminar dores de cabeça de tensão.
Frequência: conforme a necessidade, a cada 5 a 10 minutos, por até 3 minutos.

Esses são os três tipos de dor de cabeça mais comuns entre tantos que existem e estão caracteristicamente relacionados com o estado emocional do indivíduo.

Imagens que curam

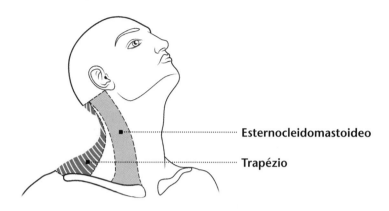

··········· Esternocleidomastoideo

··········· Trapézio

Dores de cabeça nas têmporas têm relação com irritação; enxaquecas, com raiva; dores de cabeça de tensão envolvem preocupação.

Na dor de cabeça nas têmporas sente-se grande pressão em ambos os lados da cabeça, na região do osso temporal, como se fossem "marteladas na cabeça". Ela pode aparecer quando você não se permite expressar o que sente. A enxaqueca é sentida, geralmente, de um lado só, tomando inteiramente a superfície daquela parte do crânio; seu inicio é precedido pela sensação de um cheiro desagradável (sem relação com o que há no ambiente) ou pela visão de um halo de luzes coloridas (também sem relação com o ambiente), normalmente refletindo raiva. A dor de cabeça de tensão é de origem muscular e reflete a tensão do dia a dia. É sentida na base do crânio e nos grandes músculos do pescoço que terminam ali. O trapézio e o esternocleidomastoideo (veja a figura) são exemplos de músculos que estão relacionados com essas dores de cabeça.

* **A faixa prateada** *(para dores de cabeça temporais)*
  Feche os olhos. Expire três vezes e imagine uma faixa prateada esticada firmemente entre os ossos temporais do seu crânio, cujas extremidades brilham ligeiramente em contato com os ossos.
  Veja e sinta a faixa pressionar os ossos temporais e depois afrouxar; a faixa e as extremidades pressionam uma vez mais e relaxam

rapidamente; repetem o movimento uma terceira vez. Por fim, abra os olhos, sabendo que a dor passou.

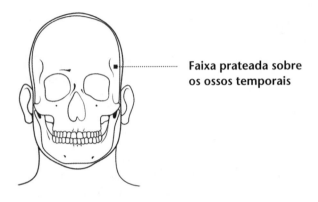

Faixa prateada sobre os ossos temporais

- **Olhos abertos** *(para enxaquecas)*
  Com os olhos abertos, olhe para cima e para fora do lado da dor de cabeça durante 2 a 3 minutos. Então, volte a olhar como de costume.

- **Lago do cérebro** *(para dores de cabeça de tensão)*
  Feche os olhos e expire três vezes. Imagine que está vendo o topo de sua cabeça. Levante o topo do crânio como se estivesse removendo uma tampa. Espie lá dentro. Veja o fluido de seu cérebro e as fibras nervosas que se movimentam nele como se fossem plantas aquáticas submersas. Veja o fluido escoar de sua cabeça por completo: sinta e perceba a tensão ser aliviada na base do crânio e atrás do pescoço, sentindo o fluido descendo pela coluna vertebral até sua base. Veja o fluido novo subindo pela espinha, através do pescoço, preenchendo o crânio; veja as fibras nervosas lá no fundo, através do líquido claro e limpo. Sinta e perceba o fluxo de sangue fresco passar pelo seu pescoço e pelo resto do corpo. Coloque o topo do crânio no lugar, expire uma vez e, então, abra os olhos.

Imagens que curam

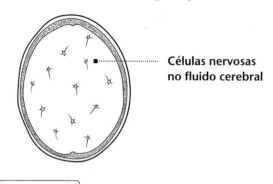

Células nervosas no fluido cerebral

| ECZEMA |

(veja também *Problemas de pele*)

Nome: *Dedos de palmeira*
Intenção: limpar a erupção ou curar o eczema.
Frequência: três vezes ao dia, durante 1 a 3 minutos, por 21 dias.

O eczema é um distúrbio da pele que pode cobrir grandes áreas do corpo. É uma erupção violenta que espelha a reação emocional que acompanha esse processo – uma raiva violenta, vulcânica, que não consegue encontrar uma válvula de escape adequada. O eczema pode surgir cedo na vida e tende a se tornar uma afecção crônica, tratada mais comumente com cortisona, uma droga que não é particularmente eficaz nesse caso. A seguir, apresento um exemplo do problema e o tratamento que recomendei.

"Al", que vinha se sentindo furioso nos últimos doze anos, sofria de um eczema crônico, que afetava seu rosto e muitas outras partes do corpo. Já havia tentado vários tratamentos médicos convencionais, sem resultados duradouros. Quando me procurou, estava usando uma pomada de cortisona que lhe dava certo alívio. Concordou, contudo, em parar de usar todos os medicamentos enquanto estivesse experimentando o trabalho com visualizações por três semanas.

Prescrevi o exercício *Dedos de palmeira*, que é bastante simples.

Gerald Epstein

• *Dedos de palmeira*

Feche os olhos e expire três vezes. Veja seus dedos se transformando em folhas de palmeira. Coloque as folhas sobre o rosto. Sinta o fluxo de água e leite nelas se transformar em um rio de mel que cura a região afetada. Ao terminar, deixe uma gota do óleo de palmeira na área curada e veja seu rosto ficar limpo. Então, abra os olhos.

Al telefonou-me uma semana depois; seu rosto havia melhorado consideravelmente, mas ele estava tendo dificuldades com o eczema do corpo. Eu o instruí a imaginar os dez dedos se tornando folhas de palmeira envolvendo seu corpo, e a visualizá-lo tornando-se livre do eczema.

Uma semana mais tarde, Al entrou em contato comigo novamente; seu corpo estava curado, mas ele estava com coceira. Eu lhe prescrevi um exercício de visualização no qual deveria despir sua pele às margens de um riacho, virá-la pelo avesso e lavá-la, esfregando o lado de dentro com uma fina escova dourada para limpá-la completamente. Ele deveria, então, desvirar a pele e vesti-la novamente, sentindo que a coceira desaparecera.

Uma semana depois, Al me disse que a coceira havia parado. Também contou que, antes de ter iniciado o trabalho de visualização, ele se coçava ao primeiro sinal de comichão, porque gostava da sensação física de se coçar. Coçando-se, aumentava a coceira, aumentando também o seu prazer. Depois do terceiro exercício de visualização, ele descobriu que podia controlar esse impulso que estava piorando o problema.

Durante nosso trabalho juntos, Al se tornou consciente de como a erupção do eczema refletia suas erupções interiores. Ele logo estaria apto a colocar o dedo (literal e figurativamente) "na ferida". Após quatro semanas de aplicação fiel de seu "remédio" de visualizações, sua pele estava perfeitamente limpa, sadia e livre de coceira. Ele havia encarado a mudança de frente e, com isso, melhorara sua vida como um todo.

Ao conversar com Al, três anos depois, ele comentou como as visualizações haviam sido úteis e curativas. Lamentou o fato de não ter disciplina interior para usar as visualizações de forma consistente, observando que, quando não o fazia, o eczema voltava.

EDEMA

(veja *Inchaço*)

EFEITOS DEBILITANTES DA QUIMIOTERAPIA

Nome: *Rio de luz solar*
Intenção: fazer da quimioterapia uma amiga.
Frequência: toda manhã, durante 1 a 2 minutos, nos 7 dias que antecederem a quimioterapia.

A quimioterapia é o tratamento indicado para a maioria dos pacientes de câncer, como substituta da cirurgia ou combinada com ela. Os agentes químicos empregados são extremamente tóxicos e quase sempre produzem efeitos debilitantes que são uma consequência natural da atividade das drogas[7]. A quimioterapia também pode causar uma diminuição da força de vontade; por isso, é extremamente difícil que uma pessoa em tratamento quimioterápico mantenha a atenção necessária para visualizações eficazes. Entretanto, o exercício a seguir é útil para contrabalançar a fraqueza causada por esses agentes anticancerígenos.

• ***Rio de luz solar***
Feche os olhos. Expire três vezes e veja os quimioterápicos entrando em você como rios de luz solar que percorrem todo o seu corpo,

---

7. Esses efeitos debilitantes costumam ser chamados de colaterais. Mas tal coisa não existe. Toda droga produz um efeito. Não há ações independentes ou colaterais de uma droga. Ela faz o que faz, mesmo que cause danos ao organismo enquanto remove o que é prejudicial.

desprendendo as células cancerosas e destruindo-as. Saiba que esses remédios o ajudam a sarar, enquanto o tumor é enfraquecido, encolhe e é destruído. A quimioterapia é uma amiga que veio em seu auxílio. Então, abra os olhos.

ESCLEROSE MÚLTIPLA

Nome: *Escada de luzes*
Intenção: curar o sistema nervoso.
Frequência: a cada 2 a 3 horas, enquanto estiver desperto, por nove ciclos de 21 dias, com 7 dias de intervalo. Em cada ciclo, na primeira semana pratique o exercício durante 2 a 3 minutos; na segunda semana, por 1 a 2 minutos; na terceira semana, durante 30 segundos.

Esse exercício é um exemplo de como as técnicas de visualização são capazes de agir sobre o sistema nervoso. Quando ele está danificado, normalmente apenas uma parte ainda funciona. Essa parte deve ser estimulada por meio da visualização, para que o movimento despertado ali passe a promover um movimento na parte danificada. Um mecanismo de relé no sistema nervoso permite que os impulsos passem de cima para baixo e vice-versa, bem como da direita para a esquerda e no sentido inverso. A estimulação pela visualização pode vir, por exemplo, de uma luz direcionada para um nervo, evocando, assim, algum sentimento ou sensação. É claro que outros tipos de estimulação por imagens também podem ser usados. Não perca a esperança, nem creia que a paralisia é um estado impossível de ser superado.

A chave para os exercícios de visualização para danos no sistema nervoso é explorar os eixos em cima/embaixo e direita/esquerda do corpo. Por exemplo: se um paciente tem uma lesão no nervo da perna direita, o trabalho se concentraria nos nervos saudáveis do antebraço esquerdo. A perna embaixo é refletida em cima pelo antebraço do lado oposto – em cima/embaixo, direita/

esquerda. O diafragma é o ponto de divisão. Se você rebater a parte superior do corpo sobre a inferior, usando o diafragma como meio, encontrará uma simetria quase perfeita. Por exemplo, os dedos correspondem aos artelhos; os pulsos, aos tornozelos; os cotovelos, aos joelhos; os ombros, aos quadris; e assim por diante.

Fixe mentalmente essa organização em cima/embaixo e direita/esquerda quando considerar o uso de visualizações no tratamento do sistema nervoso danificado.

Apresento a seguir um exercício de visualização específico para esclerose múltipla. Nessa doença, os glóbulos brancos – que atacam toda substância percebida como invasora – tomam por engano a bainha de mielina, que reveste os nervos, como inimiga, atacando-a e destruindo-a.

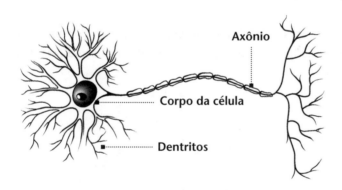

• **Escada de luzes**
Feche os olhos. Expire três vezes. Exija internamente que seu corpo (e qualquer medicamento que estiver tomando) produza todas as suas substâncias curativas. Sinta e perceba-as sendo liberadas. Expire uma vez e veja todas as células nervosas sendo alimentadas por essas substâncias curativas. Expire uma vez, veja e sinta as células supressoras – um tipo de glóbulo branco diretamente ligado à função imunológica – ensinando aos outros glóbulos brancos a distinguir que é amigo (a bainha de mielina) e quem é inimigo (bactéria). Sin-

ta e veja isso acontecendo ao longo da coluna, de baixo para cima, e até o cérebro, como uma escada de luzes pipocando e enviando centelhas de energia elétrica através do corpo. Expire uma vez, veja e sinta os nervos restituindo a mielina do cérebro até a base da espinha, observando a energia descer em cascatas de espirais brancas e douradas. Então, abra os olhos.

ESCOLIOSE
(Curvatura da espinha)

Nome: *Coluna reta*
Intenção: corrigir a curvatura da espinha.
Frequência: sempre que lembrar, durante 1 segundo, até que a curvatura seja corrigida.

A curvatura da espinha acomete grande parte da população. Ela tem início na tenra infância; sua causa é desconhecida pela medi-

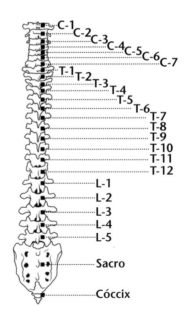

VISTA FRONTAL

Imagens que curam

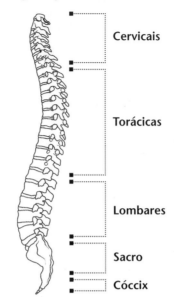

cina, que a encara meramente como parte do processo do crescimento do corpo. Entretanto, creio que essa condição está ligada à manifestação do indivíduo sobre a interrupção de seu crescimento. Essa curvatura piora com o passar do tempo. Podemos constatar seus efeitos no processo conhecido como "corcunda", no qual a curvatura da coluna dorsal é exagerada; ou na "lordose", em que a curvatura lombar é exagerada. A visualização que pode levar à correção do problema é relativamente simples.

• *Coluna reta*
Veja e sinta por um instante, *sempre* que se lembrar, sua coluna com a curvatura normal – como aparece na ilustração. Você pode manter os olhos abertos ou fechados, como preferir.

ESPASMOS MUSCULARES

Nome: *Dedos transparentes* e *Exercício do gelo*
Intenção: aliviar espasmos musculares.

Frequência: conforme a necessidade, em intervalos de 15 a 30 minutos, durante 2 a 3 minutos, até que o espasmo passe.

O enrijecimento e o espasmo dos músculos ocorrem com frequência e regularmente em muitas pessoas, por razões de natureza mecânica ou emocional. Você deve examinar em que circunstância emocional ou situação social ocorreu o espasmo. Qualquer que seja a razão, o espasmo deve ser tratado imediatamente. A seguir, duas formas rápidas de fazê-lo.

• Dedos transparentes

Feche os olhos. Expire três vezes e comece, em sua imaginação, a massagear o músculo com seus dedos transparentes. Enquanto faz isso, sinta o sangue fluindo através do músculo e veja-o enchendo-se com uma luz que vem de cima. Enquanto o massageia, veja o músculo alongar-se à medida que você separa as fibras e desfaz os nós. Saiba que quando a luz tiver preenchido o músculo, o sangue fluirá por ele livremente, o músculo estará alongado e sem nós, e o espasmo terá passado. Então, abra os olhos.

• Exercício do gelo

Feche os olhos. Expire três vezes e veja seu músculo dentro de um bloco de gelo. Veja o gelo derreter, sabendo que, enquanto isso acontece, o músculo vai relaxando. Depois que o gelo tiver derretido completamente, abra os olhos, consciente de que o espasmo passou.

ESTRESSE

Nome: *Estresse sem angústia*
Intenção: eliminar a angústia.
Frequência: diariamente, conforme a necessidade, durante 30 segundos a 1 minuto para cada um dos exercícios relacionados entre si.

Imagens que curam

O estresse é o estado normal de nossa existência diária. Está quase sempre conosco quando estamos acordados (e, às vezes, enquanto dormimos – por exemplo, durante um pesadelo); é um dos aspectos essenciais da vida. Por exemplo: "Esqueci minha chave", "Está chovendo e não estou com o guarda-chuva", "Estou com dor de cabeça". E assim por diante. Estamos sob estresse e sofremos choques constantemente. Esses choques não podem ser eliminados da vida, nem deveriam. São despertadores que nos estimulam a reagir e a nos manter alertas. Às vezes, encaramos esses choques como experiências dolorosas. A isso chamamos "angústia". É essa angústia, e não o estresse, que precisamos aprender a administrar e controlar. A maneira como lidamos com a angústia mostra nossa capacidade de viver uma vida mais ou menos equilibrada. Os exercícios a seguir são correlatos e têm a intenção de lhe proporcionar um programa próprio de controle da angústia. Você deve fazer o conjunto completo de exercícios.

• Estresse sem angústia

1. Feche os olhos. Expire três vezes. Visualize-se alimentando gigantes poderosos. Depois que terminar, abra os olhos.
2. Feche os olhos. Expire duas vezes. Visualize-se fazendo amizade com seres hostis. Então, abra os olhos.
3. Feche os olhos. Expire duas vezes. Visualize-se atando a cabeça de uma cobra. Depois que terminar, abra os olhos.
4. Feche os olhos. Expire três vezes. Visualize-se saltando sobre o lombo de um dragão em movimento. Depois que terminar, abra os olhos.
5. Feche os olhos. Expire uma vez. Visualize-se chamando para fora os seres que habitam uma caverna e estão escondidos. Então, abra os olhos.
6. Feche os olhos. Expire duas vezes. Visualize-se enfrentando fantasmas em um antigo castelo. Então, abra os olhos.
7. Feche os olhos. Expire três vezes. Visualize-se encontrando uma alma poderosa em uma catacumba. Então, abra os olhos.

8. Feche os olhos. Expire três vezes. Visualize-se conduzindo um animal estranho para dentro de uma floresta fechada. Então, abra os olhos.
9. Feche os olhos. Expire uma vez. Olhe para um alvo no qual você atirou e errou. Que fazer? Você precisa de ajuda? Então, abra os olhos.
10. Feche os olhos. Expire uma vez. Olhe para um pássaro que voa alto quando seria mais oportuno que ele permanecesse voando baixo. O que você está sentindo? Então, abra os olhos.
11. Feche os olhos. Expire uma vez. Perceba que você precisa lutar contra a maré, a fim de se realizar como pessoa. Então, abra os olhos.
12. Feche os olhos. Expire uma vez. Veja por que, depois da luta, podemos, enfim, nos aquietar. Então, abra os olhos.
13. Feche os olhos. Expire uma vez. Saiba quando é bom falar e quando é melhor ficar em silêncio. Então, abra os olhos.
14. Feche os olhos. Expire uma vez. Aprenda a não se impacientar com seja lá o que estiver acontecendo em nossa sociedade, e a não se render a isso. Então, abra os olhos.
15. Feche os olhos. Expire uma vez. Perceba que o que é construído às pressas é rapidamente destruído. Então, abra os olhos.
16. Feche os olhos. Expire uma vez. Olhando para águas serenas, límpidas e silenciosas, veja o que deseja ver. Depois que terminar, abra os olhos.
17. Feche os olhos. Expire uma vez. Olhando para águas serenas e límpidas, mude sua aparência para como desejaria ser. Depois que terminar, abra os olhos.

FADIGA ADRENAL ("ESGOTAMENTO")

Nome: *Pirâmide adrenal*
Intenção: restaurar o equilíbrio do corpo; renovar-se.
Frequência: conforme a necessidade, de hora em hora, durante 1 a 2 minutos.

Imagens que curam

Quando nos sentimos sobrecarregados, permanentemente fatigados, irritadiços, estressados ou "esgotados", fisicamente a glândula adrenal não está conseguindo acompanhar o nosso pique e funciona mal. Essa glândula, que tem formato de pirâmide e situa-se acima dos rins, é extremamente importante para o funcionamento total do corpo. Ela produz adrenalina – substância que nos desperta, nos mantém ativos e estimula nossos "sumos" – e cortisona – hormônio curativo conhecido comumente como esteroide, que ajuda a formar tecidos e músculos no corpo e restaura tecidos desgastados. Eis um plano para revigorar a glândula adrenal – e, na verdade, a qualquer outro órgão. Cada órgão do corpo tem "cérebro" próprio e pode reagir à sua atenção a ele.

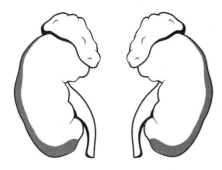

* **Pirâmide adrenal**
Feche os olhos e expire três vezes. Imagine-se carregando uma luz e penetre em seu corpo através de qualquer abertura que encontrar (os poros da pele, inclusive). Encontre um caminho até a glândula adrenal. Olhe para ela e lhe diga que a ama e prometa-lhe nunca mais abusar dela. Então, acaricie-a suavemente para demonstrar seu carinho. Depois, expire três vezes, e veja-se no topo dessa pirâmide adrenal. Agora, desça correndo os degraus de um lado da glândula e então suba correndo pelo outro lado, sabendo que você está estimulando a glândula para produzir tudo que é necessário para manter seu corpo em harmonia. Sinta o fluxo dos hormônios que saem da glândula e que fluem na forma de um arco-íris de cores por todo

FERIDAS EMOCIONAIS

Nome: *Odisseia pessoal*
Intenção: curar feridas emocionais.
Frequência: uma vez, durante 5 a 10 minutos. Se necessário, pratique uma vez por mês.

As feridas emocionais não precisam de maiores apresentações. Todos nós já passamos por isso. Sabemos que elas podem levar muito tempo para ser curadas e que, assim como as feridas físicas, podem deixar cicatrizes. Felizmente, a passagem do tempo é um grande remédio. O exercício a seguir pode facilitar o processo de cura.

• *Odisseia pessoal*

Feche os olhos. Expire uma vez. Visualize-se no sopé de um rochedo na praia. Tente saber como chegou ali. Depois, olhe para o rochedo branco e, com uma pedra afiada, grave todos os sentimentos negativos que o estão atormentando e incomodando. Grave-os bem fundo na pedra. Então, estenda uma vela de barco branca na areia. Pegue um martelo e algumas pedras grandes. Quebre os sentimentos atirando as pedras no rochedo onde os gravou. Depois, pegue o martelo e termine o serviço. Veja a pedra sendo quebrada e caindo do rochedo. Junte os pedaços na vela branca e amarre-a, juntando as quatro pontas para formar um saco. Junte madeira tirada de destroços de navios no fundo do mar e faça um barco. Parta com o barco da costa em que você estiver posicionado geograficamente. Viaje por rotas marítimas, encontrando pessoas de diferentes países e se relacione com elas, adotando uma reação diferente das características habituais, que estão no saco. Finalmente, vire o barco em direção ao Oceano Pacífico, vá para a parte mais profunda e ali jogue o saco, vendo-o desaparecer afundando na água. Volte sentindo-se

Imagens que curam

mais leve e saia navegando na direção oposta pelo Pacífico, de volta às rotas marítimas, parando ao longo do caminho para aprender sobre as pessoas e entendê-las, tendo se pacificado no Pacífico. Retorne à costa da qual partiu. Então, olhe para o rochedo renovado, trazendo apertado na mão um pedaço afiado de metal, para lembrar-se de não tocar nesse rochedo renovado. Então, salte para o topo do rochedo com sua nova leveza e lá, em um prado, deixe-se ficar quieto e relaxado. Depois, abra os olhos.

FRATURAS

Nome: *Tecendo a medula*
Intenção: curar uma fratura.
Frequência: a cada 3 ou 4 horas, durante 3 minutos, enquanto estiver desperto. Resultados significativos podem ser observados entre uma e duas semanas.

Nome: *Alimentando o osso*
Intenção: curar uma fratura.
Frequência: a cada 3 ou 4 horas, durante 3 minutos, enquanto estiver desperto. Espere resultados entre uma e duas semanas.

Os exercícios a seguir são extremamente eficazes para ajudar a curar fraturas ósseas simples. Examine as circunstâncias emocionais e sociais à sua volta na ocasião em que a fratura ocorreu. Como descrevi anteriormente, uma amiga minha fraturou o osso do pulso. Acontece que o fato se deu justamente quando ela estava a caminho de uma reunião na qual anunciaria sua "ruptura" com a organização para qual trabalhava. Uma situação parecida ocorreu com outro paciente que "romperia" com a namorada. Quando estava a caminho para encontrá-la, escorregou e fraturou um osso da perna.

Uma fratura geralmente está relacionada com uma mudança de direção na vida. A fim de se curar rápido, você deve estar disposto a aceitar a fratura como consequência da alteração de um padrão de vida muito familiar. Como acontece com todo trabalho de visualização, é preciso ter consciência de que seu corpo está lhe falando sobre mudanças.

Meus pacientes com fraturas ósseas experimentam um maior sentido de "integralização" (cura) quando descobrem a relação entre as "rupturas" pelas quais estão passando e as fraturas físicas.

• *Tecendo a medula*

Feche os olhos. Expire três vezes e imagine as extremidades fraturadas dos ossos como aparentam estar agora. Imagine as duas extremidades encostando uma na outra. Imagine e sinta a medula fluindo de uma ponta para a outra. Imagine essa mesma medula branca sendo transportada em canais de luz azul através da corrente sanguínea, as arteríolas fluindo de um lado para o outro entre as duas extremidades, urdindo uma teia que aproxima as duas extremidades. Imagine-as tecendo uma perfeita malha simultaneamente até que você já não possa perceber nenhum sinal de fratura. Sinta que o osso agora está inteiro e abra os olhos.

• *Alimentando o osso*

Feche os olhos e expire três vezes. Veja o osso quebrado como aparenta estar agora. Visualize as duas extremidades unidas. Veja e sinta a medula fluindo de uma extremidade para a outra. Então, imagine-se comendo rabanetes. Veja o cálcio e o magnésio dos rabanetes sendo transportados como partículas para o osso, auxiliando a cura. Veja o osso se alongar enquanto as extremidades vão tecendo uma malha simultaneamente até se unirem. Então, abra os olhos.

FRIGIDEZ

Nome: *Casulo azul*
Intenção: estimular a sexualidade.
Frequência: Uma vez por dia, durante 3 minutos, por 8 dias.

Imagens que curam

A frigidez é a contrapartida feminina da impotência. É caracterizada pela incapacidade de experimentar sensações vaginais durante a relação sexual ou atingir o clímax. Muito já foi escrito sobre as implicações emocionais da frigidez. De fato, pode ser benéfico investigar as questões emocionais/sociais, bem como as físicas, que influenciam o problema. Entretanto, para fins imediatos, o exercício *Casulo azul* pode ser útil.

• *Casulo azul*

Feche os olhos. Expire três vezes. Visualize-se entrando em uma caverna onde você encontra um monstro. Veja-se lutando com ele e matando-o. Esfole-o. Volte para a entrada da caverna e em seguida deixe-a, carregando a pele do monstro. Uma vez lá fora, encontre-se com seu parceiro, vá para um prado e sente-se com ele debaixo de uma árvore. A luz azul-dourada que vem do sol brilhando no límpido céu azul inunda vocês. Depois, visualize-se com o parceiro em um casulo de luz azul. Veja e sinta o que acontece. Veja a luz azul permeando suas células sanguíneas e também o esperma de seu companheiro. Então, abra os olhos.

GLAUCOMA

Nome: *Canal de Schlemm*
Intenção: normalizar a pressão intraocular.
Frequência: três vezes ao dia, durante 1 a 3 minutos, por 21 dias. Então, pratique o exercício uma vez ao dia, até que a situação esteja sob controle.

O glaucoma é uma afecção ocular em que ocorre drenagem insuficiente do fluido chamado humor aquoso, na área em torno do cristalino, conhecidas por câmaras posterior e anterior. Quando essa drenagem não ocorre, há um aumento de pressão que pode levar a uma lesão séria do olho e, eventualmente, à perda de visão e à cegueira. É bom estudar a ilustração do olho para se familiarizar com os canais de drenagem, pois eles são importantes nesse exercício. Além disso, é necessário saber que a pupila do olho age de forma semelhante ao diafragma, que nos ajuda a respirar. A pupila, entretanto, abre e fecha em vez de se contrair e expandir como o diafragma. Como na maioria dos problemas de visão, a questão emocional/social daquilo que não queremos ver, ou daquilo para o qual estamos cegos, deve ser levada em consideração. Examinar algumas das questões emocionais e sociais relacionadas com essa afecção ocular pode ser muito valiosa também para um trabalho preventivo, uma vez que ajuda você a se preparar para encarar seus problemas.

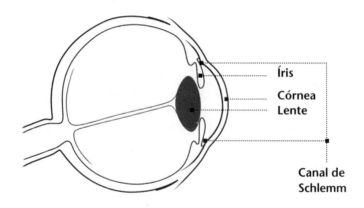

O humor aquoso provavelmente é filtrado do sangue nos capilares do corpo ciliar e pode também ser secretado ativamente por esses vasos. Uma vez produzido, o humor aquoso entra na câmara posterior e, de lá, passa entre a lente e a íris, através da pupila, e entra na câmara anterior. Da câmara anterior ele normalmente entra em um canal estreito, que passa como um anel através da parte anterior da esclera, o Canal de Schlemm. Esse canal funciona como um seio venoso, escoando o humor por um grande número de veias pequenas.

Imagens que curam

"Bernard" sofria de glaucoma havia quase oito anos quando o conheci. Sua pressão intraocular estava sendo monitorada regularmente pelo oftalmologista, que prescrevera três remédios a serem tomados ao mesmo tempo para manter a pressão ocular dentro dos limites normais. O oftalmologista concordou em continuar a ser o médico principal de Bernard, e em monitorar sua pressão intraocular e seu progresso durante o programa de três semanas de visualizações que desenvolvi para ele. Ao longo de nosso trabalho conjunto, pedi a Bernard que suspendesse os medicamentos que ele estava tomando para o glaucoma.

O médico, embora um pouco contrariado, concordou em observar se as visualizações, sozinhas, seriam eficazes. Como um reforço para a sua elaboração de imagens, Bernard olhava uma fotografia da região ocular que ele ia visualizar.

Bernard usou o exercício *Canal de Schlemm* durante 3 semanas, 3 vezes ao dia, durante 1 a 3 minutos. Ao final desse período, seu oftalmologista checou sua pressão e descobriu que ela estava normal, mesmo sem os remédios. Conversei com Bernard cinco anos depois, e ele me contou que ainda usava as visualizações e um dos três remédios para manter sua pressão intraocular normal. Também disse que havia usado visualizações com sucesso, após ser apresentado a essa possibilidade em nosso trabalho, em situações emocionalmente difíceis que lhe ocorreram desde então.

• Canal de Schlemm

Feche os olhos. Expire três vezes e sinta o ar entrar pela pupila do seu olho. Quando você inspira, a pupila se abre e deixa o ar entrar, e quando você expira, a pupila se fecha. Sinta o ar fazer uma pequena ondulação no fluido e empurrar o rio de fluido aquoso pelo Canal de Schlemm. Sinta a onda de fluido passar pelo canal adjacente à cavidade venosa (abrindo-o) e carregar o fluido para o sistema de drenagem venoso do corpo. Sinta sua pressão ocular voltar ao normal. Então, abra os olhos.

HEMORROIDAS

Nome: *A bolsa franzida*
Intenção: eliminar as hemorroidas.
Frequência: a cada hora, durante 1 a 2 minutos, por até 21 dias ou até que as hemorroidas tenham desaparecido.

Hemorroidas são projeções ou dilatações de veias no ânus. Podem ser externas ou internas. As externas encontram-se sob a pele do lado de fora da abertura anal; as internas, sob a superfície do revestimento do canal anal. Seja qual for o caso, a experiência que tenho é de que os pacientes que têm esse problema estão reagindo a uma raiva e a um ressentimento não expressos, em especial este último. Represam demais as coisas dentro de si e se reprimem. Esse exercício de visualização pode ser útil.

• *A bolsa franzida*
Feche os olhos. Expire três vezes. Veja e sinta suas hemorroidas se tronarem franzidas como uma bolsa velha; depois, veja-as encolhendo e, finalmente, desaparecendo, enquanto as paredes do ânus se tornam rosadas e lisas. Então, abra os olhos.

HERPES GENITAL

Nome: *Caça às cobras* e *A serpente da doença*
Intenção: curar-se da herpes genital.
Frequência: duas vezes ao dia para o *Caça às cobras*, três vezes ao dia para *A serpente da doença*, por 21 dias; durante 2 a 3 minutos na primeira semana, 1 a 2 minutos na segunda semana e 30 segundos a 1 minuto na terceira semana. Após o ciclo de 21 dias de aplicação e 7 de intervalo, peça ao seu médico que o examine. Não se importe em gastar para comprovar a boa saúde. Se não houver melhorado, continue o processo (com o mesmo exercí-

Imagens que curam

cio) por mais dois ciclos de 21 dias, com 7 de intervalo. Peça novo checape após completar o terceiro ciclo.

O herpes genital é uma doença venérea, geralmente crônica em ambos os sexos. Em algumas mulheres ela vai e volta com o ciclo menstrual; em outras, permanece crônica durante o mês inteiro. Herpes significa "cobra", e é esse significado que fornece a chave para encontrarmos as imagens para controlar o seu desenvolvimento.

O vírus do herpes é parente do vírus da aids, que apareceu na capa da revista *Scientific American* de janeiro de 1987. Olhando para a ilustração, fiquei estarrecido ao ver duas serpentes no centro do vírus, rodeadas pelo que parece ser uma fortaleza inexpugnável de células simetricamente posicionadas. Incluí essa ilustração porque ela pode encorajá-lo a imitar São Patrício[8] e expulsar essas cobras do seu corpo com o auxílio das visualizações.

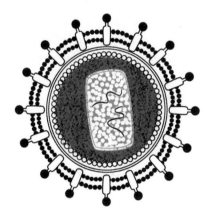

A seguir, apresento dois exercícios que utilizo. O primeiro, *Caça às cobras*, também serve para a aids.

8. Primeiro bispo e padroeiro da Irlanda (c. 387-461). Segundo a lenda, livrou o país das cobras que o infestavam. [N. T.]

· 139 ·

Gerald Epstein

• *Caça às cobras*
Feche os olhos. Expire três vezes. Você está com seu equipamento especial de caçar cobras. Carrega uma forquilha dourada de apanhar cobras, conforme a ilustração.

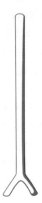

Entre no labirinto da doença, carregando um novelo de linha dourada, que vai desenrolando para poder encontrar o caminho de volta. Expire uma vez e descubra um caminho até o centro do labirinto, deixando atrás de si a linha. Ao chegar ao centro, apanhe as cobras usando a forquilha. Jogue-as num saco de estopa dourada e amarre-o. Expire uma vez e encontre o caminho de volta até o ponto de partida. Depois de sair, leve o saco a um altar ao ar livre, ou a um templo (o que você preferir). Queime o saco e seu conteúdo em oferenda ao universo. Saiba que o universo a aceita de bom grado. Espalhe as cinzas ao vento, por trás de você. Então, abra os olhos.

• *A serpente da doença*
Feche os olhos. Expire três vezes e veja a serpente da doença rastejando em sua direção, chegando para amaldiçoá-lo. Expire uma vez e lance uma maldição de volta a essa serpente. Expire uma vez e, como São Patrício, siga os movimentos da serpente sem pestanejar. Saiba que, assim procedendo, se livrará da maldição que o atingiu, enquanto sente e percebe que está retomando o controle de si. Então, abra os olhos.

Imagens que curam

HIPERMETROPIA E MIOPIA

Nome: *Barco no porto*
Intenção: corrigir defeitos visuais.
Frequência: pela manhã, durante 3 a 6 minutos. Se puder, tente fazer esse exercício uma segunda vez todos os dias, ao entardecer.

Quem sofre de hipermetropia não consegue enxergar detalhes com clareza – vê a floresta mas não as árvores. Já quem tem miopia enxerga os detalhes, mas não tem uma percepção global – vê as árvores mas não a floresta. O astigmatismo provoca certa confusão sobre alguém ou alguma coisa – não se enxerga claramente; isso é evidente tanto na miopia quanto na hipermetropia. O exercício a seguir é para miopia. Para hipermetropia, basta inverter a direção. À medida que a visão melhorar, o astigmatismo também melhorará.

• *Barco no porto*

Feche os olhos. Expire três vezes e visualize-se parado em um porto. Há um navio a vapor ao longe. Veja-o começar a se deslocar para a sua esquerda. Ele navega em círculo, a partir da sua esquerda, contorna sua cabeça até a sua direita, e volta ao centro. Não mova fisicamente a cabeça enquanto acompanha o navio, mas, em sua imaginação, mova e gire seus olhos o máximo que puder para seguir o navio. Então, veja a embarcação navegar até o porto, na sua direção, virar-se e navegar para o horizonte. Faça que o navio vire para a direita e navegue em torno de você, formando um círculo completo para a esquerda, e volte ao centro do horizonte. (Novamente, são seus olhos imaginários que acompanham o movimento da embarcação.) O navio, então, vai em direção ao porto, onde você está, vira-se e volta para o horizonte. Visualize um bando de pássaros partindo das chaminés do navio em sua direção e acompanhe-os com seus olhos imaginários, sem esquecer de manter a cabeça imóvel, até que eles passem por você. Eles, então, se viram, retornam voando em direção ao navio e para além dele,

· 141 ·

perdendo-se na distância e sumindo de vista. Depois disso, expire e abra os olhos.

No exercício para hipermetropia, o navio deve começar no porto e navegar em direção ao horizonte; depois, circundar sua cabeça tanto pela esquerda como pela direita, e terminar de volta ao porto. Os pássaros devem voar das chaminés do navio para o horizonte, retornar na sua direção e passar por você, voltando para o navio antes que você expire e abra os olhos.

HIPERTENSÃO
(Pressão alta)

Nome: *Cubos de gelo* e *O sol curador*
Intenção: normalizar a pressão arterial.
Frequência: três vezes ao dia, e sempre que sentir sua pressão elevada, durante 3 a 5 minutos.

Nome: *Tornando-se parte da natureza*
Intenção: normalizar a pressão arterial, ou mantê-la estável.
Frequência: três vezes ao dia, e sempre que sentir sua pressão elevada, durante 3 minutos.

A pressão alta está normalmente associada a ansiedade, raiva e ambição. Quando nos forçamos a satisfazer nossos desejos, acabamos "fervendo". Na hipertensão, nosso sangue e raiva estão fervendo e precisam ser resfriados. Tente perceber a combinação de fatores que podem propiciar a pressão alta. Alimentação e questões emocionais são motivo de preocupação maior, bem como sua situação geral de vida. É necessário reconhecer que a dieta está intimamente relacionada com a vida emocional. E o sal, que atua diretamente na elevação da pressão sanguínea, pode ser um catalisador.

Em 1986, o Instituto Nacional de Saúde (em inglês, National Institutes of Health, NIH) dos Estados Unidos anunciou que o primeiro tratamento que deveria ser recomendado para a pressão

Imagens que curam

alta é a meditação – ou seja, utilizar a mente antes de usar medicamentos para controlar a pressão. Muitos hipertensos conseguem perceber internamente quando sua pressão está elevada. Qualquer um desses exercícios pode ser usado quando você sentir que sua pressão está alta. Teste todos para descobrir qual é o melhor para você.

• *Cubos de gelo*

Feche os olhos, expire três vezes e imagine-se indo até a geladeira e pegando três ou quatro cubos de gelo. Lave a cabeça, o crânio, o rosto e o pescoço com o gelo, sentindo e percebendo a refrescância por todos os poros e penetrando na corrente sanguínea, no cérebro. Veja essa refrescância azul gelada circular do cérebro até o pescoço, descer pelo tronco, para e através das suas extremidades superiores e inferiores, e para as pontas dos dedos e artelhos. Saiba que, quando você vir e sentir essa refrescância azul gelada alcançar seus dedos e artelhos, sua pressão arterial voltou ao normal. Então, abra os olhos.

Pratique esse exercício vagarosamente, certificando-se de que sente o fluxo azulado e pode vê-lo também, em cada etapa.

• *O sol curador*

Feche os olhos. Expire três vezes e veja, sinta e perceba a luz do sol vindo de cima e entrando em você. Os raios de sol entram na parte superior dos braços e coxas. Veja, sinta e perceba esses raios descendo lentamente através de cada segmento de seus braços e coxas, sentindo o calor dos raios enquanto isso acontece. Então, veja os raios penetrarem nos cotovelos e joelhos e na parte de cima de seus antebraços e canelas. Prossiga descendo muito lentamente, vendo, sentindo e percebendo os raios do sol, sabendo que, enquanto faz isso, sua pressão vai voltando ao normal. O processo continua através de seus pulsos e tornozelos e de suas mãos e pés, e termina com a visão, a sensação e a percepção do calor em todos os seus dedos e artelhos. Quando você sentir o calor em todos os dedos dos pés e das mãos, abra os olhos.

· Tornando-se parte da natureza

Feche os olhos, expire três vezes e visualize-se entrando em qualquer lugar da natureza que considere repousante. Onde quer que você se encontre, veja-se e sinta-se integrado ao ambiente e ao seu ritmo. Se estiver numa praia, toque a areia e deixe-a escorrer por entre os dedos. Veja o céu azul sem nuvens e o brilhante sol dourado, que você sente banhá-lo e aquecê-lo. Sinta a brisa fresca do mar, e ouça as ondas batendo na praia. Perceba-se entrando em harmonia com o movimento das ondas, e enquanto você faz isso, saiba que a sua pressão arterial está voltando ao normal. Então, abra os olhos.

IMPOTÊNCIA

Nome: *Exercício de São Jorge* e *Fora do labirinto*
Intenção: recuperar a potência sexual.
Frequência: uma vez por semana, na mesma manhã a cada semana, durante 5 a 7 minutos, por três semanas.

A impotência geralmente diz respeito à incapacidade do homem de ter ou manter uma ereção. A ejaculação precoce também é considerada, às vezes, uma forma de impotência. A impotência tem um claro componente emocional ligado a inibições acerca de questões sexuais, razão pela qual é muitas vezes chamada de impotência psicogênica.

Muito já se escreveu sobre os componentes emocionais que podem estar ligados à impotência, como raiva de mulheres ou medo de ter um desempenho ruim. Basta dizer que pode ser útil investigar as questões emocionais/sociais, bem como as físicas (fatores mecânicos ou biológicos), que podem estar atuando nesse problema.

· Exercício de São Jorge

Feche os olhos. Expire duas vezes. Visualize-se descendo para um vale. Lá, encontre um monstro ou um ogro. Leve o que for preciso

Imagens que curam

para lutar com ele e derrotá-lo. Trave um combate com o monstro e, quando sair vitorioso e matá-lo, esfole-o! Leve a pele dele com você ao sair do vale e subir ao topo. Lá, encontre a pessoa que você ama. Tome sua mão e caminhe com ela até uma árvore. Deitem-se juntos ali. Veja vocês dois abraçados e envoltos por um casulo de luz azul. Então, abra os olhos.

• Fora do labirinto

Feche os olhos. Expire três vezes. Veja-se no centro do labirinto. Enquanto estiver ali, imagine a mulher ideal ou a mulher com quem você está no momento. Encontre o caminho para fora do labirinto, prestando atenção em todas as voltas e becos sem saída. Você precisa sair para se encontrar com essa mulher. Após encontrá-la, pegue-a pela mão e leve-a até uma árvore no meio de um prado. Expire três vezes no ritmo do universo. Visualize vocês dois envoltos por um casulo azul. Então, beije-a e dê prosseguimento às práticas sexuais, vendo e sentindo o que acontece. Então, abra os olhos.

IMUNOSSUPRESSÃO

Nome: *O pintor da vida*

Intenção: ajudar-se na cura, aumentando as defesas imunológicas.

Frequência: seis vezes ao dia, ou a cada 2 horas (se você não puder seguir esses horários, pratique cinco vezes por dia ou a cada 3 horas), durante 3 minutos, quantos ciclos de 21 dias com 7 de intervalo foram necessários, até que a função imunológica esteja estabilizada, ou seja, até que os sintomas tenham desaparecido e/ou a quantidade de glóbulos brancos esteja normalizada.

Estamos muito conscientes de nosso sistema imunológico nos últimos tempos devido à publicidade dada à aids e ao câncer. Visualizações usadas para estimular o sistema imunológico resultam, quase invariavelmente, no aumento do grau de imunidade que está prejudicado por certas enfermidades. Os pacientes de aids ou ARC (aids-related complex [complexo relacionado com a aids])[9] que tratei apresentaram elevação da contagem de glóbulos brancos após as visualizações. Enquanto o sistema imunológico certamente ajuda a nos proteger da devastação provocada pelas doenças, a supressão imunológica não causa doenças. Ao contrário, ela reflete a doença e, assim, nos auxilia a avaliar a sua progressão e as condições de nosso bem-estar. Ela desempenha um papel na maioria das doenças – do resfriado à depressão.

Os principais órgãos a serem considerados no trabalho de visualização do sistema imunológico são o baço, o timo e os grandes ossos (veja a ilustração a seguir). O baço é a morada do humor e do riso. No livro *Anatomy of an illness* [Anatomia de uma doença], Norman Cousins conta que se recuperou de uma doença letal quase literalmente com risadas provocadas por comédias que aumentaram sua função imunológica.

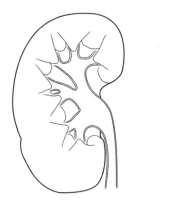 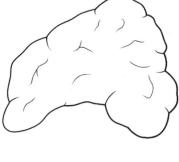

9. O complexo relacionado com a aids atualmente recebe a denominação de infecção sintomática inicial ou precoce pelo vírus da imunodeficiência adquirida. Compreende as manifestações mais comuns nos estágios iniciais da infecção pelo HIV nos pacientes que são soropositivos, mas ainda não desenvolveram a doença. [N. T.]

Imagens que curam

Considero o exercício de visualização a seguir bastante útil nos processos mórbidos que afetam diretamente a função imunológica. Eu me refiro às células T4 e T8 nesse exercício. Elas constituem duas classes principais de linfócitos, de glóbulos brancos, a base do sistema imunológico. As células T4 (também chamadas de células auxiliares) produzem anticorpos, que procuram elementos estranhos ao corpo e deflagram uma reação que leva à destruição dos invasores. As células T8 (também chamadas de células assassinas) atacam os invasores diretamente com substâncias químicas potentes.

• *O pintor da vida*

Feche os olhos, expire três vezes, entre em seu corpo por qualquer abertura que escolher e vá até o baço. Expire uma vez e veja-se diante do baço como um pintor, usando uma boina e segurando uma paleta de tinta e pincéis. Pinte uma cara de palhaço no baço. Veja-se admirando seu feito e começando a sorrir. Ao fazer isso, o palhaço responde com risadas: por sua boca aberta sai uma longa língua, como um rio de linfócitos, que você vê e sente correr por sua corrente sanguínea espalhando-se por todo o seu corpo, combatendo a doença. Veja e sinta essas células como luz, dançando vigorosamente em sua circulação, engolfando todos os invasores. Depois do baço, veja-se viajando até o timo. Veja o timo como uma flor de lótus de seis pétalas fechadas, que você massageia delicadamente com dedos transparentes. Enquanto faz isso, as pétalas se abrem e as sementes de células T4 que estão no centro dela saem voando através do seu corpo, pousando por todo lado; e onde caem, germinam, reproduzem-se e destroem todos os invasores. Veja o seu corpo inteiro estimulado e mobilizado pela chegada dessas sementes férteis. Veja e sinta o hormônio do timo fluindo através das pétalas que agora estão abertas e para além delas, como um rio vermelho correndo por seus ossos longos, estimulando a medula dentro deles a produzir glóbulos brancos T4 e T8. Veja essas células fluindo através dos canais em seus ossos e agindo em sua corrente sanguínea. Ouça o som que fazem ao desalojarem os invasores inimigos de seus esconderijos nos tecidos e órgãos, para destruí-los. Veja, sinta e saiba que a força vital suscitada pelo movimento dessas células. Então, abra os olhos.

INCHAÇO

(ou *Edema*. Veja também *Tensão pré-menstrual*)

Nome: *Plantando as sementes*
Intenção: eliminar ou aliviar o inchaço.
Frequência: conforme a necessidade, até que o inchaço desapareça, durante 2 a 3 minutos, a cada 1 a 2 horas.

O inchaço dos tecidos do corpo é chamado pelos médicos de "edema". Esse inchaço pode ocorrer por várias razões: veias varicosas, bloqueio da drenagem linfática, trauma ou infecção. Qualquer que seja a razão para o inchaço, recomendo o exercício de visualização a seguir.

• *Plantando sementes*

Feche os olhos. Expire três vezes e veja-se deitado nas margens muito férteis de um rio, como são as margens do Mississipi ou do Nilo. Envolva a área inchada com essa lama. Tenha com você sementes de crescimento rápido, inclusive as de planta-jade (cujas folhas incham com a água absorvida do solo até estourarem) e plante-as na lama em torno do seu inchaço. Veja, sinta e perceba as sementes crescendo e as raízes sendo fincadas na sua pele, penetrando-a até chegarem ao tecido inchado. As raízes retiram o líquido de seu corpo – sinta e perceba o fluido sendo sugado e drenado pelas raízes. Veja as sementes crescendo e virando plantas que estão arrebentando de líquido. Veja e saiba que seu inchaço desapareceu. Remova a cobertura de lama da área e plante as mudas na margem do rio. Veja os raios de sol banhando e secando por completo a área que antes apresentava o inchaço. Sinta o calor do sol em ação. Agora,

Imagens que curam

veja as partes de seu corpo perfeitamente sadias. Expire uma vez e abra os olhos.

INDECISÃO

Nome: *A balança* e *Os carros negros*
Intenção: tomar uma decisão.
Frequência: conforme a necessidade, uma vez, por até um minuto.

A dúvida é a raiz de quase todos os problemas que o corpomente enfrenta no mundo. A dúvida frequentemente se expressa no campo vital da tomada de decisões. A maioria das pessoas sabe como é angustiante e interminável a hesitação na hora de tomar uma decisão. Quando se está tentando achar a resposta, não importa quanto se pense a respeito ou quanto se analisem as informações reunidas, nunca se chega ao grau de certeza desejada – a garantia de que tudo dará certo. Na verdade, quanto mais se pensa no assunto, mais distante parece estar a resposta. Na maior parte dos casos, não é possível calcular quais são as decisões corretas a tomar. Elas dependem da vontade de agir, não do acúmulo de informações. Só a ação traz a certeza. Um dos meus exercícios de visualização prediletos para tomar decisões é *A balança*. Se você está dividido entre duas escolhas aparentemente iguais e deseja decidir por uma delas – dois amores, duas ofertas de trabalho, duas escolas, e assim por diante – tente *Os carros negros*.

• *A balança*

Feche os olhos, expire três vezes e visualize-se parado atrás de uma balança dourada com dois pratos dourados. Tenha em mãos um bloco de papel branco. Em uma tira de papel escreva uma vantagem ou um aspecto positivo de uma escolha e coloque em um prato. Continue a enumerar as vantagens dessa escolha, uma por tira, e coloque-as sobre o prato. Então, anote uma vantagem ou aspecto

· 149 ·

positivo da outra escolha e a coloque no outro prato. Continue a escrever as vantagens dessa escolha, uma por tira, e coloque-as no prato. Verifique qual prato pesa mais e abra os olhos. Então, decida-se pela opção que os pratos indicaram.

Se os pratos permanecerem equilibrados, confira se você anotou e acrescentou todas as vantagens de cada lado da questão. Se os pratos ainda permanecerem equilibrados, ou você não está pronto para assumir seja o que for que o preocupa, ou não está tão ansioso como pensava para decidir.

• Os carros negros

Feche os olhos. Expire três vezes e veja-se caminhando pelo meio de uma estrada de mão única e duas pistas. Dois carros negros estacionam rapidamente ao seu lado, um pela esquerda, outro pela direita. Espontaneamente, abra a porta traseira de um dos carros e entre nele. Então, olhe e veja quem está dirigindo. Abra os olhos. Quem você tiver visto é a decisão que você deve tomar.

INFECÇÕES DO TRATO RESPIRATÓRIO SUPERIOR

Nome: *A máscara apavorante*
Intenção: acabar com a infecção.
Frequência: conforme a necessidade, até que a infecção desapareça, três vezes por hora, a cada 2 a 3 horas, durante 1 a 2 minutos.

Nome: *Os sons dos seios da face*
Intenção: limpar e desentupir os seios da face.
Frequência: 1 a 2 minutos, a cada 30 minutos, até que os seios da face estejam limpos.

As infecções do trato respiratório superior geralmente envolvem os seios da face, o nariz e a garganta; menos frequentemente, ata-

Imagens que curam

cam também as trompas de Eustáquio, nos ouvidos, e a parte superior do aparelho respiratório. Costumam ser chamadas de gripes ou resfriados e, algumas vezes, laringites, bronquites ou sinusites. Mas descobri outro fator associado às infecções do trato respiratório superior em geral: o pesar! A pessoa com resfriado ou gripe também está chorando pela perda de alguma coisa ou alguém, ou experimentando uma transição na vida. Separação e perda são os principais ingredientes para a tristeza, o pesar, o pranto e os distúrbios do trato respiratório superior. Identificar a perda e reconhecê-la abertamente pode ser benéfico na redução dos sintomas.

Não é por acaso que uma das épocas do ano mais "contagiosas" no que se refere a resfriados, no hemisfério norte, é o período das festas de fim de ano. Nesses dias as pessoas se lembram do que já tiveram e perderam, ou do que nunca tiveram mas gostariam de ter. Ficamos tristes pela família que já tivemos e não temos mais, ou pela família que gostaríamos de ter, mas não se materializaram. Vemos as pessoas celebrarem em torno de nós, mas não fazemos parte dessas celebrações. Essa época festiva funciona, internamente, como um lembrete doloroso do vazio e do luto; e, externamente, traz os resfriados. O fator interno é o responsável, em grande parte, pela teimosa resistência desse mal ao tratamento médico comum.

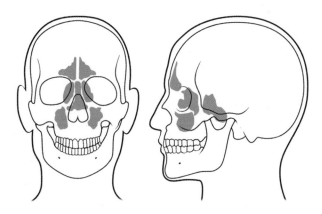

Problemas com os seios da face têm o mesmo significado que as infecções do trato respiratório superior em geral. Os oito seios da face são câmaras de ar do rosto. Normalmente eles estão desobstruídos, exceto quando há uma infecção na área, quando se enchem de fluido ou pus. Quando isso acontece, os seios da face incham e provocam dor. Com frequência, a sinusite tem o significado de distanciamento ou separação, ou a ameaça de uma separação séria na época da infecção. Os exercícios a seguir podem ser usados tanto para sinusite quanto para resfriados.

O resfriado comum é a praga nossa de cada dia. Sempre ouvimos que não há cura para o resfriado, que a única coisa a fazer é esperá-lo passar. No início do capítulo 1 (pág. 21), descrevi *O rio da vida*, que traz alívio. *A máscara apavorante*, descrito adiante, também deve ajudar.

Como você deve saber, os antibióticos deveriam ser evitados na maioria dessas situações, especialmente quando não há febre alta (38 °C ou mais). Eles devem ser usados apenas quando há uma infecção bacteriana confirmada por cultura do material recolhido do nariz, da garganta ou do escarro. É claro que você pode usar tanto *A máscara apavorante* ou *Os sons dos seios da face* combinados com um tratamento natural, como pingar gotas de água salgada no nariz, gargarejar com sal de Epsom (também conhecido como sulfato de magnésio) e água morna, ou limpar o nariz com mais ou menos um copo de água destilada e um quarto de uma colher de sal marinho refinado.

• *A máscara apavorante*

Feche os olhos e expire três vezes. Encontre uma sala com máscaras apavorantes. Escolha uma máscara e a coloque. Veja, sinta e perceba o demônio do resfriado fugindo. Veja-o recuar. Então, abra os olhos.

• *O som dos seios da face*

Pressione os dedos médios ou os polegares no cavalete do nariz. Feche os olhos, expire três vezes, e escute o som da dor ou do en-

Imagens que curam

tupimento em seu nariz ou seios da face. Expire três vezes e sinta o som percorrer sua garganta. Quando o som se tornar harmonioso, abra os olhos, sabendo que o resfriado está passando.

INFECÇÕES VAGINAIS

Nome: *Cura egípcia*
Intenção: eliminar a infecção e curar a vagina.
Frequência: três vezes ao dia, de manhã cedo, ao entardecer, e antes de dormir, durante 1 a 3 minutos, por 21 dias.

Há vários tipos de infecção vaginal, que podem ser causados por bactérias, vírus ou fungos, bem como pela masturbação ou outras irritações mecânicas. Independentemente do tipo de infecção, é bom tentar descobrir quais questões emocionais ou sociais alimentam o distúrbio. Essas questões normalmente estão ligadas à inibição da atividade sexual ou ao excesso dela. Seja qual for o caso, a infecção reflete desequilíbrio e desarmonia na sexualidade. Acompanhe a seguir um exercício de visualização que pode ajudar a restaurar seu equilíbrio. Para esse exercício, é útil saber que a vagina está relacionada com a baunilha, uma espécie de orquídea.

• *Cura egípcia*
Feche os olhos e expire três vezes. Usando o exercício *Cura egípcia* (pág. 57), visualize-se entrando em uma orquídea baunilha. Sinta a fragrância vital da baunilha. Com uma mãozinha, carregue favas de baunilha. Deixe a orquídea e entre em sua vagina, usando os cincos olhos para enxergar o caminho claramente. Examine as paredes da vagina e em outra pequena mão leve uma escovinha dourada com a qual você remove por completo todas as células infectadas, de modo que não veja mais nenhuma (lembre-se que você passou o tempo todo acompanhando cuidadosamente o que está fazendo com seus cinco olhos). Use a mãozinha que carrega as favas de baunilha para plantá-las nas áreas onde você removeu as células, e com

· 153 ·

os cinco olhos veja belas orquídeas brotando das paredes da vagina. Com um regador dourado, cheio de água pura da chuva, que traz na terceira mãozinha, regue as orquídeas, observando as pétalas desabrocharem, sentindo a fragrância aromática da baunilha, e sabendo que a vagina está sarando perfeitamente. Deixe a vagina e saia do seu corpo pelo caminho que usou para entrar. Então, termine o exercício <u>Cura egípcia</u> da maneira habitual, e abra os olhos.

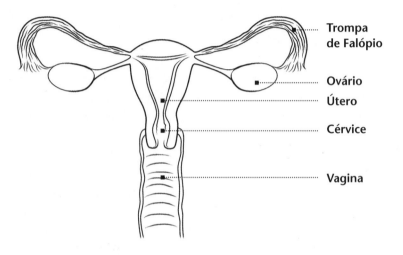

INFERTILIDADE

Nome: *O jardim fértil*
Intenção: engravidar.
Frequência: uma vez ao dia, durante 2 a 3 minutos, por 7 dias, começando no início de sua ovulação, não importando quantas vezes você tiver relações sexuais.

A infertilidade pode estar ligada à baixa produção hormonal ou por falha mecânica do óvulo fecundado no momento de entrar na trompa de Falópio. Também pode estar associada a questões emocionais complexas. Certamente, sentimentos ambivalentes quanto a ter filhos e a percepção de tensão no casamento estão relacionados com infertilidade. O exercício a seguir abrange tanto o aspecto físico quanto o emocional.

• *O jardim fértil*
Feche os olhos. Expire três vezes e visualize-se em um belo jardim. Encontre uma árvore e um riacho de água corrente. Banhe-se na água, deixando-a entrar e lavar todos os seus óvulos. Saia e sente-se debaixo de uma árvore que deixa passar bastante sol através da copa; o céu está claro e azul. Olhe para a direita e faça um pedido ou uma prece pelo que você deseja. Passe alguns instantes fazendo isso. Então, chame o seu parceiro para o jardim, para que se junte a você debaixo da árvore. Deite-se com ele, de mãos dadas. Veja a luz azul formando uma abóbada sobre vocês. Observe o que acontece com seu parceiro. Depois disso, saiam juntos do jardim, de mãos dadas, ninando um bebê entre vocês. Então, abra os olhos.

INSEGURANÇA

Nome: *Seja seu herói*
Intenção: aumentar a autoestima e a autoconfiança.
Frequência: duas vezes ao dia, durante 1 a 2 minutos, por 21 dias.

Se, infelizmente, você está inseguro, talvez esteja se comparando a outra pessoa. Esse é um erro muito grave. Você ainda não se deu conta de que é incomparável. Não há ninguém como você no mundo inteiro, nem mesmo um gêmeo idêntico. O exercício a seguir é bastante simples. Observe as mudanças em si no período de três semanas de prática.

• *Seja seu herói*
Feche os olhos. Expire três vezes. Seja seu herói. Aja como seu herói, supere todos os obstáculos da sua vida. Então, abra os olhos.

Gerald Epstein

INSÔNIA

Nome: *Inversão noturna, Flores no rio* e *Sol poente*
Intenção: dormir.
Frequência: na hora de dormir, o tempo que for necessário, até que você pegue no sono.

A insônia se manifesta tanto como dificuldade de adormecer quanto de permanecer dormindo. Alguns aspectos desse distúrbio do sono precisam ser considerados. Primeiro, use a cama apenas para dormir, e não para comer, ler, assistir televisão, fumar ou fazer qualquer outra coisa que não seja dormir. Quando estiver na cama, apague todas as luzes. A insônia é a intrusão das preocupações diurnas na hora de dormir; já que você não está dormindo, faça que as coisas se pareçam ao máximo com as situações diurnas. Quando se cansar disso, apague as luzes. O segundo ponto é: não lute contra os pensamentos que lhe ocorrerem. Livre-se deles pedindo perdão a si mesmo e saiba que o dia seguinte trará outra oportunidade de corrigir a sua situação. A insônia é a incapacidade de esquecer o dia. Essa incapacidade geralmente está ligada a um forte sentimento de culpa ou peso na consciência. O medo da morte, também, às vezes se expressa nos distúrbios do sono, já que o sono pode ser igualado à morte. A insônia aparece com frequência em quadros depressivos. A seguir, três excelentes exercícios para esse problema.

• *Inversão noturna*

Quando estiver na cama com os olhos fechados, visualize-se vivenciando seu dia na ordem inversa, acontecimento por acontecimento. Comece com o último evento do dia e reviva-o na imaginação. Então, passe para o penúltimo e reviva-o também. Continue assim, na ordem inversa, até chegar ao ponto do dia em que você despertou. Passe pelos acontecimentos lentamente, tentando corrigir sua atitude e comportamento nas situações difíceis. Além disso, tente

Imagens que curam

obter algo que você desejou mas não conseguiu. Se você teve uma conversa dura com alguém, relembre essa conversa o mais verbalmente possível – só que, dessa vez, as palavras da outra pessoa serão pronunciadas com a sua voz e vice-versa. Essa experiência vai relaxá-lo, pois você será capaz de entender o que a outra pessoa estava sentindo (se desejar, poderá chamar a pessoa no dia seguinte e acertar as coisas). Continue esse exercício até pegar no sono.

• *Flores no rio*
Quando estiver na cama com os olhos fechados, visualize-se deitado na margem de um rio que corre bem rápido. Você está rodeado de flores. Sinta o perfume delas. Colha uma. Pegue todos os pensamentos que o estão preocupando, deposite-os na flor e coloque-a no rio; veja-a e ouça-a ser carregada pela corrente velozmente. Continue esse exercício até pegar no sono.

• *Sol poente*
Levante da cama. Vá para uma cadeira em outro cômodo ou em outra parte do quarto em que está. Acenda todas as luzes. Na cadeira, feche os olhos e visualize-se em um prado onde o sol vai alto no céu. Deite-se, apoiando a cabeça em um tufo macio de grama e assista o pôr-do-sol. Veja o sol descendo devagar no horizonte. Quando o sol tiver desaparecido e o céu estiver escuro, veja-se deixando o prado, indo para cama e dormindo. Então, abra os olhos, levante-se da cadeira, apague as luzes e vá para a cama.

LEUCEMIA

Nome: *A sombra sagrada*
Intenção: curar a leucemia.
Frequência: duas vezes ao dia, durante 1 a 3 minutos, por 7 dias.

Esse câncer da medula óssea afeta jovens e idosos indiscriminadamente. Alguns tratamentos quimioterápicos eficazes foram desenvolvidos recentemente, e essa forma de câncer parece ter, geralmente, uma taxa de recuperação maior do que as outras.

Em minhas viagens, conheci duas pessoas que, em separado, deram relatos incomuns e virtualmente idênticos de sua experiência com a leucemia. Deitadas na cama, cada qual sentiu-se deixando o corpo físico, e viu sua forma "etérea" ir para o canto superior mais afastado do quarto e dizer ao corpo físico deitado na cama que ele ficaria bem e que não se preocupasse. Depois, a forma etérea voltou-se para cima e pediu ajuda a Deus para curar o corpo deitado na cama. O corpo etéreo então retornou ao corpo físico. De 24 a 48 horas depois, ambos os casos de leucemia melhoraram. Logo depois, a irmã e a esposa de um jovem de 30 e poucos anos, que sofria de leucemia aguda, vieram me pedir ajuda. O homem estava no hospital, e seu médico não dera um prognóstico esperançoso à família. Sugeri o exercício *A sombra sagrada* a elas, e disse que todos os membros mais chegados da família deveriam se reunir no quarto do paciente no hospital e ver o corpo etéreo do homem deixar seu corpo físico, ir para o canto superior mais afastado do quarto, dizer a ele que ficaria bem e, depois, virar-se para o alto e pedir ajuda a Deus para curá-lo. Então, deveriam ver o corpo etéreo retornar ao corpo físico. O próprio paciente não quis participar do exercício, então, ficou deitado quieto enquanto a família fazia a visualização em torno dele. De 24 a 48 horas depois, a condição do homem mostrou uma notável melhora. Em uma semana, ele teve alta do hospital, recuperado.

• *A sombra sagrada*

Feche os olhos e expire três vezes. Veja seu corpo etéreo deixar seu corpo físico e ir para um canto superior do quarto, onde o teto encontra as paredes. Faça o seu corpo etéreo dizer ao seu corpo físico que tudo vai ficar bem. Então, faça o seu corpo etéreo voltar-se para cima e pedir ajuda a Deus para curar seu corpo físico. Depois disso, faça-o retornar para o seu corpo físico e abra os olhos.

Imagens que curam

MAL-ESTAR

Nome: *Serpente de bronze*
Intenção: superar a sensação de mal-estar.
Frequência: uma vez por dia, durante 1 a 2 minutos, por 7 dias.

Eu gosto de usar "sentir-se mal", em vez de *hipocondria*, porque essa palavra implica que o paciente *não estaria realmente* sentindo algo físico. Não devemos nunca descartar uma queixa física, mesmo quando não conseguimos encontrar uma evidência física para ela. Sentir-se doente é forma genuína de reagir ao mundo, e precisamos ser tolerantes, receptivos e não ter preconceitos para reconhecer isso. A seguir, apresento um exercício de visualização elaborado para ajudá-lo a aceitar essa experiência e sentir-se melhor.

• *Serpente de bronze*
Feche os olhos. Expire três vezes. Veja a serpente de bronze no alto do cajado de Moisés. Olhe nos olhos dela e saiba que a cura está acontecendo em você. Então, abra os olhos.

MEDO

Nome: *Salmo 23* e *Revertendo a gravidade*
Intenção: acabar com o medo.
Frequência: conforme a necessidade, durante 1 a 2 minutos, em intervalos de 15 a 30 minutos, até que o medo ceda.

Nome: *O rei*
Intenção: acabar com o medo.
Frequência: conforme a necessidade, por até 1 minuto, em intervalos de 15 a 30 minutos, até que o medo ceda.

Nome: *Os oito cantos do quarto*
Intenção: acabar com o medo.

Gerald Epstein

Frequência: quatro vezes ao dia (pela manhã, ao meio-dia, ao entardecer e antes de dormir), durante 2 a 3 minutos, por 7 dias.

Nome: *Mantenha a fé* e *Tema o medo!*
Intenção: acabar com o medo.
Frequência: conforme a necessidade, durante 30 segundos, em intervalos de 15 a 30 minutos, até que o medo ceda.

O maior antagonista da fé ou da confiança é o medo. O medo sempre está relacionado com algo ou alguém externo, ao contrário da ansiedade (veja pág. 66), gerada internamente. O medo humano básico é o medo do escuro. Dois ramos principais desse medo fundamental são o medo do desconhecido e o medo da morte (este geralmente surge entre os 6 e 8 anos de idade). O medo exagerado é chamado de fobia.

Minha experiência clínica ensinou-me que o medo é, em grande parte, consequência de algum pensamento ou ação que acreditamos não ser moralmente correto. Na verdade, nós mesmos criamos o medo baseados em nossas crenças. Reconheça até que ponto você pode estar contribuindo para seu medo, porque saber disso é saber que o que você criou pode ser "descriado". Se você fez, pode também desfazer. Não reaja pensando que o estou fazendo sentir-se culpado ao lhe impor tamanho fardo. Apenas saiba que, ao se tornar sua própria autoridade, você precisa assumir a responsabilidade. Se pretende se libertar, tem de descobrir como criou sua escravidão. Na verdade, esse processo traz alívio.

Coloquei o medo em oposição à fé porque não é comum encontrar pessoas com fé acossadas pelo medo. O rei Davi, no Salmo 23, expressou belamente o antídoto para o medo ao dizer: "Ainda que eu ande pelo vale da sombra da morte, não temerei mal nenhum, porque tu estás comigo; o teu bordão e o teu cajado me consolam. [...] o meu cálice transborda".

Aqui estão algumas alternativas para controlar as reações de medo. Alguns dos exercícios são bem curtos. Um axioma da vi-

Imagens que curam

sualização bem-sucedida é o de que menos é mais. Isso acontece porque a visualização age dando uma sacudida em nosso sistema físico e mental, estimulando suas funções inatas de cura. Use um deles, ou todos, sempre que precisar.

• *Salmo 23*
Feche os olhos. Expire três vezes. Visualize-se carregando um bordão e um cajado. Use o cajado para ajudá-lo a caminhar por uma estrada reta e o bordão para afastar qualquer imagem amedrontadora que cruze o seu caminho. Então, veja a sua taça transbordando. Abra os olhos, sabendo que o medo passou.

• *Revertendo a gravidade*
Feche os olhos. Expire uma vez. Você está a ponto de ser engolido por uma força desconhecida. Veja-a! Então, reverta a gravidade e voe acima dela e para longe. Enquanto faz isso, seu medo vai embora. Então, abra os olhos.

• *O rei*
Cada vez que sentir medo, feche os olhos e veja o rosto de um rei ou de uma pessoa corajosa que você conheça. Então, funda-se a essa pessoa por um instante. Abra os olhos, sabendo que o medo desapareceu.

• *Os oito cantos do quarto*
Feche os olhos. Expire três vezes. Limpe completamente os oito cantos de um quarto (quatro em cima e quatro embaixo). Não pare até que toda a sujeira tenha sido retirada. Então, abra os olhos, sabendo que o medo foi embora.

• *Mantenha a fé*
Feche os olhos. Expire uma vez. Transforme o medo em fé. Veja e conserve essa imagem consigo. Abra os olhos.

• *Tema o medo!*

Feche os olhos. Expire uma vez. Tema o medo! Agora, passe do terror à admiração! Abra os olhos.

MONONUCLEOSE

Nome: *Cavaleiros brancos, Defensor íntimo* e *A águia branca* (todos são úteis para estimular o sistema imunológico)
Intenção: livrar-se da mononucleose.
Frequência: uma vez ao dia, durante 3 minutos, por 7 dias para cada exercício: 21 dias no total.

A mononucleose, a "doença do beijo", é caracterizada por ondas de cansaço anormal e fadiga sem razão aparente. Períodos variados de debilidade física também estão associados a ela. A mononucleose parece ser transmitida principalmente pelo beijo, daí o apelido. Também ocorre com maior frequência entre os jovens, e tem sintomas parecidos com os de muitas outras doenças, mais graves, sendo diagnosticada depois que tudo o mais foi descartado. Ainda não descobriram um tratamento definitivo para ela, a não ser o repouso absoluto por várias semanas. O tratamento a seguir deve ser feito em três semanas.

• *Cavaleiros brancos – primeira semana*

Feche os olhos. Expire três vezes. Os cavaleiros brancos devem lutar com um exército de guerreiros que ocupa uma fortaleza. Depois de expulsar os guerreiros, os cavaleiros devem combatê-los novamente, durante uma tentativa de contra-ataque para retomar a fortaleza. Então, abra os olhos.

• *Defensor íntimo – segunda semana*

Feche os olhos. Expire três vezes. Visualize as pintas brancas na pele de um leopardo. Veja-se entrando na pele do grande leopardo de pintas brancas; suas mãos e pés estão completamente cobertos pela

Imagens que curam

pele. (Aqueles que sofreram uma cirurgia ou ferimento podem ver o órgão ou região voltando à normalidade, sem cicatrizes.) Veja, sinta, conserte e coloque em perfeita ordem todas as pintas brancas que não estão perfeitas. Torne-as perfeitamente brancas e redondas implantando pelos brancos em toda circunferência para aperfeiçoar a forma. Quando sua pele de leopardo estiver perfeita, sinta-se perfeitamente bem e saia dela lentamente. Então, abra os olhos.

• *A águia branca – terceira semana*
Feche os olhos. Expire três vezes. Seja uma águia branca no céu. Perceba um movimento no solo e saiba que se trata de um jaguar. Mergulhe sobre o jovem jaguar, mate-o e retorne ao ninho levando a caça para seus filhotes. Então, perceba mais dois jaguares no solo. Precipite-se sobre eles e apanhe um em cada garra, levando-os para o ninho também. Todos os dias, repita isso: leve dois jaguares para o ninho, como alimento. Então, abra os olhos.

OBESIDADE

Nome: *Olhando-se no espelho*
Intenção: perder peso, ficar esbelto.
Frequência: conforme a necessidade, quando desejar perder peso, durante 1 a 2 minutos.

Nome: *Reestruturando o corpo*
Intenção: perder peso, ficar esbelto.
Frequência: 20 a 30 minutos antes de cada refeição, por até 1 minuto, em três ciclos de 21 dias, com 7 dias de intervalo entre eles. Durante o segundo e o terceiro ciclos, faça o exercício também quando estiver prestes a comer. Você pode interromper o exercício tão logo alcance o resultado desejado.

Parece que existem muito questões emocionais ligadas à obesidade. Esse problema é vivenciado como uma infelicidade muda, relacionada com carências em sua vida. Sobreviver é a "questão" aqui, pois você acredita que essas carências vão levá-lo à desnutrição e à morte. Você se sente privado de nutrição e não demonstra suas necessidades abertamente. A forma que encontra para reagir a isso é comer em demasia.

A força de vontade é a chave para o sucesso de qualquer regime de perda de peso. Esse exercício de visualização deverá ajudá-lo a não deixar que sua insatisfação emocional se reflita em seu peso.

Esses exercícios podem ser usados associados ao regime de perda de peso que porventura esteja fazendo ou podem ser usados sozinhos, especialmente se tudo o mais houver falhado.

• **Olhando-se no espelho**

Um aspecto importante na perda de peso é cultivar mentalmente uma imagem de como gostaria de ser quando emagrecesse.

Imagine-se diante de um espelho, vendo-se mais magro na imagem refletida e mergulhando no espelho para fundir-se com essa imagem. Repare nas sensações que experimentar. Saia do espelho, postando-se novamente diante dele, e empurre a imagem para o lado direito, para fora do espelho, com a mão direita. Toda vez que sentar-se para comer, ou alguns minutos antes, veja essa imagem na qual está se tornando. Talvez você queira desenhar essa imagem numa folha de papel e pendurá-la em um lugar onde possa vê-la frequentemente. Talvez prefira levá-la consigo quando ficar fora de casa por muito tempo. Olhar essa figura por um momento fortalece a sua intenção.

• **Reestruturando o corpo**

O propósito desse exercício é o de deslocar a ênfase da perda de peso para a alteração da forma do seu corpo. Quando você se reestrutura, normalmente perde peso. Desenhe uma figura representando a si próprio, anotando as medidas em centímetros das partes do corpo que você gostaria de mudar.

Cerca de 20 a 30 minutos antes de comer, sente-se numa cadeira e imagine todas as extremidades se dobrando para dentro. Veja os

Imagens que curam

dedos e artelhos dobrados sobre as mãos e os pés; que, por sua vez, dobram-se sobre os pulsos e os tornozelos; que se dobram sobre os antebraços e cotovelos e canelas e joelhos; que se dobram sobre a parte superior dos braços e ombros e coxas e quadris; tudo isso se dobrando sobre o abdômen sob o diafragma e se encontrando ali. Isso deve ser feito durante uma profunda e rápida inspiração. Na expiração, veja uma fumaça cinzenta saindo e se diluindo no ar. Faça esse exercício três vezes, na velocidade que durar sua inspiração. Depois disso, levante-se da cadeira e posicione-se perto de uma parede. Voltado para o norte, estique-se na ponta dos pés, com os braços estendidos para o alto. Então, faça um quarto de volta para a direita, estique-se novamente nas pontas dos pés e estenda o braço. Faça outro quarto de volta, estique-se nas pontas dos pés e estenda os dois braços. Faça outro quarto de volta, estique-se nas pontas dos pés e estenda o braço esquerdo. Repita esse processo mais duas vezes. Pratique esse exercício durante uma semana.

Na segunda semana, continue com o exercício da primeira e acrescente o seguinte: quando sentar para comer, diga a si mesmo os itens da refeição que está prestes a fazer. Então, diga ao seu corpo que absorva somente o necessário e rejeite o resto. Faça isso a cada refeição durante as duas semanas consecutivas.

Durante a terceira semana, acrescente o seguinte: 20 a 30 minutos antes de comer, após completar o exercício de dobrar-se e esticar-se, recoste-se numa cadeira, feche os olhos, inspire e dobre o corpo fisicamente sobre a cintura, elevando as pernas e esticando-as enquanto estende os braços diante de si. Na exalação, veja seus braços e pernas alongarem-se na sua frente até conseguirem tocar uma estrutura posicionada bem longe de você – por exemplo: sentado na cidade de Nova York, veja as suas extremidades esticarem-se sobre o rio Hudson, indo tocar algum prédio no lado de Nova Jérsei. Então, relaxe. Repita essa parte do exercício mais duas vezes.

Depois da terceira semana, pare os exercícios durante 7 dias e meça as partes que você queria mudar. Se não obtiver sucesso, repita essa série por mais dois ciclos de 21 dias, com intervalo de 7 dias.

Continue com esse trabalho durante o número de ciclos que forem necessários para obter sucesso.

PANCREATITE

Nome: *O arco-íris curador*
Intenção: curar o pâncreas, tornando seu funcionamento harmônico.
Frequência: quatro vezes ao dia, até 3 minutos, por 21 dias.

Nome: *Corrigindo a crueldade*
Intenção: curar o pâncreas.
Frequência: três vezes ao dia, durante 2 a 3 minutos, por 21 dias.

A inflamação do pâncreas é chamada *pancreatite*. O nome é um tanto equivocado, pois essa inflamação não começa diretamente no pâncreas, mas ocorre secundariamente, em associação com intoxicação aguda ou crônica pelo álcool, distúrbios no trato biliar, ou por razões desconhecidas. O álcool não apenas afeta o fígado, como também devasta o pâncreas. A seguir estão alguns exercícios de visualização que podem ajudar a aliviar os sintomas e promover a cura. Se você está recebendo tratamento médico para a pancreatite, esses exercícios são excelentes em conjunção com o tratamento. É bom saber que o pâncreas está relacionado,

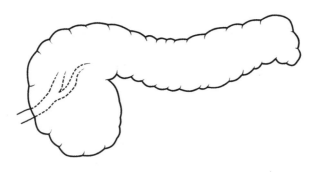

Imagens que curam

na maioria das vezes, com crueldades direcionadas tanto a você mesmo quanto a outras pessoas.

• *O arco-íris curador*
Feche os olhos. Expire três vezes. Visualize-se entrando em seu corpo pela abertura que escolher e encontre o caminho até o pâncreas. Carregue uma luz e examine seu pâncreas de todos os ângulos. Em seguida, imagine-se tecendo um arco-íris de luzes em torno de seu pâncreas. Veja e saiba que o arco-íris primeiro envolve o seu pâncreas e, depois, penetra diretamente nele, tranquilizando-o, consertando suas paredes e eliminando a dor. Então, abra os olhos.

• *Corrigindo a crueldade*
Feche os olhos. Expire três vezes. Veja, sinta e saiba a crueldade experimentada por seu pâncreas. Faça o que for necessário para corrigir essa crueldade, vendo-o se tornar amarelo-claro à medida que sara. Então, abra os olhos.

PÂNICO

Nome: *Sem limites*
Intenção: acabar com o pânico.
Frequência: conforme a necessidade, a cada 5 a 10 minutos, durante 1 minuto.

Nome: *O caixão da cura* e *O exercício de Pã*
Intenção: acabar com o pânico.
Frequência: conforme a necessidade, a cada 1 a 2 horas, durante 3 minutos, até que o pânico ceda.

Essa reação emocional incapacita muitas pessoas. Virtualmente paralisa a ação, causando a sensação que está se despedaçando e que qualquer movimento só resultará em um caos ainda maior. É um sentimento de terror esmagador. Há sempre uma forte sensa-

· 167 ·

ção de solidão que precede o ataque de pânico, e essa súbita constatação quase sempre desencadeia o episódio. Se você está sujeito a tais ataques, valeria a pena conferir os exercícios para solidão (pág. 183). A seguir, proponho alguns exercícios que se pode usar no início da crise ou mesmo durante ela.

Encontre o exercício, ou a combinação deles, que funcione para você. Descobri que o humor é um excelente antídoto para ajudar a acalmar um ataque de pânico.

• Sem limites

Feche os olhos. Expire três vezes muito lentamente. Veja, sinta, perceba e saiba que seu corpo não tem limites biológicos. Mantenha essa sensação por um longo momento. Então, abra os olhos, sabendo que seu pânico desapareceu.

• O caixão da cura

Feche os olhos. Expire três vezes muito lentamente. Você está em um caixão, enrolado como uma múmia. A tampa é fechada. Aceite os seus sentimentos. Mantenha-os por um longo momento. Empurre a tampa, saia do caixão e desenrole as bandagens, fazendo uma bola com elas. Atire-a na nuvem escura que se formou sobre a sua cabeça, atingindo-a no centro e desmanchando-a. Deixe que a chuva o lave, sabendo que o pânico já passou. Veja como a paisagem lhe parece, antes de abrir os olhos.

• O exercício de Pã

Feche os olhos. Expire três vezes muito lentamente. Veja o deus Pã tocando sua flauta. Como se ele fosse o flautista de Hamelin, crianças o seguem em um lugar aparentemente encantador, à beira de um penhasco. Não se deixe seduzir e não entre nesse cortejo. Expire uma vez. Vire-se e descubra um caminho até o centro de uma clareira. Erga uma cerca em volta dessa clareira. Decida quem pode entrar. Saiba que o seu pânico agora está controlado. Então, abra os olhos.

Imagens que curam

PENSAMENTOS OBSESSIVOS

Nome: *Pensamento que vira alimento* e *Interruptor*
Intenção: controlar o excesso de pensamentos.
Frequência: diariamente, conforme a necessidade, durante alguns segundos.

Algumas pessoas não conseguem controlar o fluxo da mente e se veem envoltas em uma inundação interminável de pensamentos que distraem a atenção, iludem e perturbam. Na terminologia psicológica, essa situação é chamada de "pensamentos obsessivos". É como se um diabinho entrasse lá e assumisse o controle do barco dos pensamentos. Os dois exercícios de visualização a seguir podem ajudá-lo a reassumir o controle do barco. Note que nenhum deles requer expiração especial.

• *Pensamento que vira alimento*
Feche os olhos. Veja cada pensamento como uma minhoca. Dê a minhoca a um pássaro que vem e a leva para longe. Faça isso rapidamente. Então, abra os olhos.

• *Interruptor*
Feche os olhos. Veja um interruptor de luz vermelho em seu hemisfério cerebral esquerdo. Desligue o interruptor para interromper seus pensamentos. Então, abra os olhos.

PESAR

Nome: *Mudando de coração*
Intenção: acabar com o pesar.
Frequência: em intervalos de 1 a 2 horas, enquanto estiver desperto, durante 1 a 2 minutos, por 7 dias – ou menos, se o pesar desaparecer antes disso.

O pesar é uma reação normal, natural e muitas vezes necessária diante de uma perda ou uma separação. Tamanho choque provoca uma explosão emocional violenta, que se reflete no organismo. Tal reação é nossa maneira de tentar curar-nos do choque, e não precisamos fugir dela. Reações de pesar são geralmente seguidas por um longo período de luto, em que as demonstrações de dor são menos intensas. A seguir, apresento um exercício de visualização para ajudá-lo a atravessar esse processo.

* *Mudando de coração*

Feche os olhos. Expire três vezes. Veja o seu coração. Abra o zíper de seu peito e retire seu coração. Limpe-o delicadamente e, depois, atire-o em direção ao cosmo. Recupere-o e veja que é um coração de cristal. Convide todas as pessoas que você ama para entrar nele, sorridentes e radiantes; esteja certo de que você poderá vê-las ali sempre. Coloque seu coração de cristal de volta no lugar, feche o zíper do peito e, então, abra os olhos, sabendo que o pesar foi aliviado.

PÓLIPOS E TUMORES

(veja também *Cistos de mama*)

Nome: *Célula do universo*
Intenção: reduzir o tumor (nesse caso, um pólipo).
Frequência: duas vezes ao dia, durante 1 a 3 minutos, por 21 dias. Passado esse tempo, peça ao médico que examine o tumor novamente. Se precisar de mais trabalho, use essa visualização por mais dois ciclos de 21 dias, com 7 de intervalo entre eles. Se tiver que pensar no seu pólipo durante esse intervalo, pense que ele já desapareceu.

Nome: *Laser curador*
Intenção: reduzir o tumor (nesse caso, um tumor fibroide).
Frequência: três vezes ao dia, durante 2 a 3 minutos, por três ciclos de 21 dias, com 7 de intervalo.

Imagens que curam

Há vários tipos de tumor benigno, que podem ocorrer em qualquer parte do corpo. Podem aparecer como cistos, lipomas ou como uma variedade de tumores sólidos dos músculos, e até mesmo como pólipos. Geralmente, qualquer crescimento tumoral, não importa onde apareça, indica certo desequilíbrio em todos os níveis da vida. Pessoalmente, creio que quando corrigimos o desequilíbrio, o tumor desaparece! Tive pacientes com cistos, tumores fibroides, pólipos e afins, que lidaram com eles muito bem por meio de visualizações. Uma mulher de meia-idade passou a maior parte da vida adulta com um pólipo na narina esquerda. Há bastante tempo ele contribuía também para a sua asma. Ela me contou que não conseguia respirar pela narina esquerda havia muito tempo, e que tinha consultado muitos "especialistas em respiração". Durante nosso trabalho contra sua asma, ela também se concentrou no pólipo que havia virtualmente obstruído sua narina esquerda. Ela usou o exercício *Célula do universo*, e o pólipo diminuiu tanto que ela passou a respirar normalmente pela narina esquerda.

Outra paciente, que tinha vários tumores fibroides uterinos, decidiu tentar usar a visualização antes de se submeter a uma cirurgia recomendada pelo ginecologista. Após três ciclos de *Laser curador*, ela não precisou mais da cirurgia, nem de outras visitas ao ginecologista por causa da doença.

• Célula do universo

Feche os olhos. Expire três vezes. Veja e sinta seu pólipo concentrando-se em uma única célula. Sinta todo o material sendo espremido e sinta o ressecamento da célula. Veja-se sentado dentro da célula e constatando o seu ressecamento. Depois, rompa a membrana em qualquer local da célula, pegue os fragmentos e oferte-os ao universo. Então, abra os olhos.

• Laser curador

Feche os olhos. Expire três vezes. Visualize-se entrando em seu corpo através da abertura que escolher. Leve uma luz com você.

Encontre um caminho até o útero e examine os tumores fibroides para determinar sua localização, tamanho e cor. Leve um tubo de laser azul e direcione-o sobre os tumores, vendo-os encolher e ressecar; depois, direcione um tubo de laser dourado em torno da base dos tumores e remova cirurgicamente os que restaram após o uso do laser azul. Veja o laser dourado cortando com um movimento circular a base dos tumores que agora estão reduzidos, e remova-os com a mão. Então, encontre a cor certa de laser para promover o crescimento de células sadias ali e veja toda a região sarar e parecer exatamente igual ao tecido sadio adjacente. Assim que as células normais forem estimuladas e a cura ocorrer, deixe o corpo pela mesma rota que tomou para entrar. Uma vez fora do corpo, expire e abra os olhos.

PREOCUPAÇÕES

Nome: *Removendo a canga* e *Aliviando os fardos*
Intenção: aliviar as preocupações.
Frequência: sempre que se sentir preocupado: 30 segundos a 1 minuto para *Removendo a canga*; 1 a 2 minutos para *Aliviando os fardos*.

Como todas as emoções perturbadoras, as preocupações relacionam-se com estruturas de tempo sobre as quais não temos o menor controle. Essas estruturas representam ou o passado – que não pode ser mudado – ou o futuro – que é impossível de ser determinado. A maioria das pessoas crê, erroneamente, que o passado e o futuro são mais importantes que o momento presente. Entretanto, o presente é onde a felicidade está. Costumamos dizer que queremos ser felizes e que estamos sempre em busca da felicidade. Essa busca nos conduz a muitos becos sem saída. Os três maiores são o *passado*, o *futuro* e o *viver para*, não no presente (o "para o presente" é conhecido como hedonismo). A "felicidade" à qual me refiro significa viver no momento presente. Para chegar até ele, remova

Imagens que curam

ou desaperte a canga que o está sufocando. Lembre-se que *worry* ("preocupação", em inglês) também significa "ser estrangulado". Se você conseguir visualizar-se mais folgado, terá aberto uma brecha no território inimigo da preocupação. Toda vez que se sentir sufocado pelas preocupações, deixe a canga mais folgada.

• *Removendo a canga*
Feche os olhos. Expire uma vez e veja o que está lhe estrangulando. Seja lá o que for, solte-o, afrouxe-o ou remova-o do seu pescoço. Depois, repare como sua respiração melhora e, ao mesmo tempo, saiba que sua preocupação evaporou. Então, abra os olhos.

• *Aliviando os fardos*
Feche os olhos, expire uma vez e visualize-se removendo seus fardos, queimando-os, enterrando as cinzas e sentindo seu corpo mais leve. Repare como sua respiração vai ficando mais profunda à medida que seu corpo se torna mais leve, sabendo que sua preocupação foi removida. Então, abra os olhos.

PREPARAÇÃO PARA CIRURGIA

Nome: *Vencer uma cirurgia*
Intenção: enfrentar uma cirurgia em boa forma.
Frequência: a cada manhã, por 1 a 2 minutos, nos 7 dias que antecederem a operação.

Internar-se em hospital para uma operação, por "menor" que seja, sempre provoca certa ansiedade. A seguir apresento um jeito simples de se preparar para qualquer tipo de cirurgia.

• *Vencer uma cirurgia*
Feche os olhos. Expire uma vez e imagine-se *após* a operação, sentado na cama, sorrindo e recebendo visitas. Depois, visualize-se vestindo-se e saindo do hospital, de mãos dadas com a pessoa amada,

passando pela porta da frente e indo embora andando ou dirigindo. Então, abra os olhos.

PROBLEMAS DE COLUNA
(inclusive *Problemas lombares*)

Nome: *Tocando o instrumento chamado coluna*
Intenção: curar a coluna vertebral.
Frequência: a cada manhã, durante 5 a 10 minutos, por um ciclo de 21 dias de uso, com 7 de intervalo. Se desejar continuar, faça mais dois ciclos de 21 dias, com 7 de intervalo entre eles.

A coluna vertebral é o pilar em torno do qual o corpo humano é organizado. É a principal estrutura de suporte e, como tal, está sujeita a um grande esforço mecânico – especialmente em nossa sociedade ágil e dinâmica. Os significados mais pronunciados que encontrei para os problemas de coluna são perdas financeiras e sentimentos de insegurança.

O esforço contínuo pode promover o enfraquecimento da coluna vertebral. O que pode acontecer, em seguida, é o deslocamento de alguma vértebra, o que faz que a massa gelatinosa – que age como amortecedor entre as vértebras – forme uma hérnia. O deslocamento da vértebra em si já causa dor e limitação dos movimentos. A hérnia pode comprometer seriamente os movimentos e provocar dor intensa. Outro problema são os depósitos de cálcio que se formam nas extremidades das vértebras. Eles acabam criando um estreitamento do espaço entre elas, por onde passam os nervos que saem da coluna vertebral em direção a diferentes órgãos do corpo, gerando dor e limitação dos movimentos. A dor ciática é resultado do pinçamento do nervo ciático – que sai da espinha, passa pelas nádegas, desce pela coxa, perna e pé, até o grande artelho.

O exercício de visualização que recomendo para a coluna vertebral é apropriado para todas as situações que acabei de descrever.

Imagens que curam

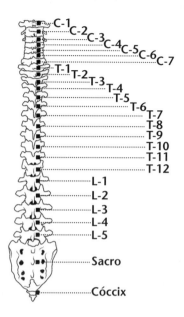

VISTA FRONTAL

É o melhor que eu encontrei para dor lombar e problemas lombares em geral. Antes de iniciar o exercício, é bom se familiarizar com a forma e o número de vértebras. Há sete vértebras cervicais (C), doze vértebras torácicas ou dorsais (T), cinco vértebras lombares (L), o sacro e o cóccix (em três segmentos).

• *Tocando o instrumento chamado coluna*
Feche os olhos, expire três vezes e veja sua coluna vertebral na sua frente. Se sua dor ou limitação estiver no alto da coluna, comece de baixo, e vice-versa. Por exemplo, começando de cima, veja e toque a C-1. Veja a cor que tem e escute o som que ela faz. Se a cor for outra que não o branco, use uma escova de limpar unhas e esfregue a vértebra até que ela se torne branca e brilhante. Se o som que escutar não for harmonioso ou afinado, manuseie a vértebra *muito delicadamente* entre o polegar e o indicador até colocá-la no lugar – ou em alinhamento – e escutar uma nota harmoniosa. Então expire uma vez e vá para a C-2. Repita exatamente o mesmo

Gerald Epstein

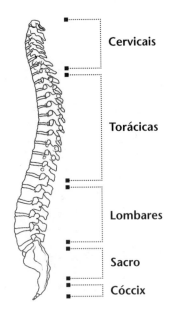

VISTA LATERAL

Cervicais

Torácicas

Lombares

Sacro

Cóccix

procedimento. Prossiga com isso, na sequência, até o final da coluna. Em relação ao cóccix, veja sua inclinação. O cóccix normal é inclinado para baixo e para a frente. Se constatar que ele está posicionado em um ângulo diferente desse, manuseio-o para baixo e para a frente até que esteja na posição correta e você escute uma nota harmoniosa. Lembre-se de expirar após trabalhar em cada vértebra. Depois de terminar essa parte, abra os olhos. Então, feche os olhos de novo, expire três vezes, e comece com os ligamentos, tendões e músculos ao longo do cóccix; veja-se segurando-os com as duas mãos, alongando-os e esticando-os até que se tornem limpos e brilhantes. Então, amplie o espaço entre o cóccix e o sacro colocando uma mão em cada vértebra e separando-os delicadamente. Afaste todo filamento em torno do espaço. Sinta o sangue fluindo através da área dos músculos, tendões e ligamentos, e veja uma luz que vem de cima preenchendo o espaço. Enquanto estiver alongando e esticando, sinta se há um movimento em qualquer parte do corpo e/ou sensações em qualquer órgão. Continue dessa forma, amplian-

Imagens que curam

do o espaço entre as vértebras em ordem *ascendente*. Ou seja, do sacro para a L-5, da L-5 para a L-4, da L-4 para a L-3 e assim por diante, seguindo as mesmas instruções anteriores. O último alongamento acontece entre a C-2 e a C-1. Após terminar a C-1, abra os olhos. Então, feche os olhos e expire três vezes. Começando na C-1, veja e escute-se tocando suas vértebras como teclas de um piano, em ordem *decrescente*, até o final, em direção ao cóccix. Vivencie o sentimento que isso lhe proporciona. Então, abra os olhos.

PROBLEMAS DE PELE
(veja também *Acne*)

Nome: *Cura egípcia*
Intenção: curar a pele.
Frequência: três vezes ao dia, durante 3 a 4 minutos, por 21 dias.

Apresento a seguir um excelente exercício de visualização para problemas de pele. Porém, antes, gostaria de tecer algumas considerações a respeito da pele e do imaginário relativo a ela, do ponto de vista físico e emocional. Creio que seja bastante evidente o papel desempenhado pelas emoções nos problemas de pele. Expressões como "sentir na pele", "nervos à flor da pele" e "arriscar a pele", atestam a conexão entre as emoções e a pele. Quando surgem brotoejas, são chamadas de erupções, e quando estamos com raiva, nossa pele "borbulha". O mesmo acontece quando temos medo: as erupções de raiva geralmente são vermelhas; as provocadas pelo medo são brancas, como a pele arrepiada que é chamada de "pele de galinha". Desnecessário dizer que há muitos sentimentos positivos associados a sensações da pele; entre os mais importantes, o amor e o desejo sexual.

No que se refere aos componentes físicos dos problemas de pele, a visualização trabalha com cores. Para sabermos que cor deve ser usada, empregamos o método de tentativa e erro, mas uma vez que tenha aplicado a cor, logo saberá se ela está funcionando ou não. Como regra geral, é bom usar a cor que neutraliza aquela que está envolvida no problema. As erupções e inflamações costumam ser vermelhas, então, o *azul* é normalmente eficaz. As erupções também são classificadas como secas ou oleosas; assim, o processo de cura usa visualizações secas para erupções oleosas, e visualizações oleosas para erupções secas. Por exemplo: uma erupção com exsudação pode ser ressecada pela luz solar; uma erupção seca e escamosa pode ser tratada pelo uso de óleo da folha do coqueiro.

O exercício de visualização genérico é o *Cura egípcia*, com instruções específicas para o uso na pele.

• *Cura egípcia*

Siga as instruções do exercício *Cura egípcia* (pág. 57) até o ponto em que os raios de sol chegam às suas palmas e se estendem para além das pontas dos dedos. Na extremidade de cada raio de cada ponta dos dedos de sua mão direita há uma mãozinha completa, enquanto na extremidade de cada raio de cada ponta dos dedos da mão esquerda há um olho. (Se você for canhoto, as mãozinhas e os olhos devem ser invertidos.) Agora, vire esses raios para a sua pele, sabendo que os olhos emitem luz e também podem ver. Examine a área da pele que o incomoda. Em uma das pequenas mãos há um pincel dourado com finas cerdas douradas; use-o para limpar a região, até que esteja totalmente livre da erupção, e que se possa ver a pele sadia por baixo. Em outra dessas mãozinhas, segure um tubo de laser azul, direcionado para a área que acabou de ser limpa, a fim de promover a cura pela estimulação do crescimento de células sadias. Veja-as crescendo até que a área pareça exatamente igual ao tecido saudável, ao redor dela. Com uma terceira mãozinha, segure um pote de pomada azul-dourada feita de sol e de céu, esfregando-a sobre a região sadia, para protegê-la. (Tratando-se de uma erupção seca, o pote deve conter óleo de palmeira branco, que deve ser esfregado sobre a área.) Veja, sinta e perceba que a cura está acontecendo. Quando terminar, erga seus braços e mãos em direção ao sol, vendo os raios se recolherem para as palmas de suas mãos, onde as mãozinhas e os olhos também estão recolhidos. Então, expire e abra os olhos.

PROBLEMAS RESPIRATÓRIOS

(veja também *Doenças respiratórias*)

Nome: *A linha na agulha*
Intenção: normalizar a respiração.
Frequência: conforme a necessidade, quatro vezes ao dia, 1 a 2 minutos para cada exercício.

Na minha experiência clínica, tem sido surpreendente descobrir até que ponto os problemas emocionais, como a ansiedade, estão intimamente relacionados com os problemas respiratórios. Muitos desses distúrbios são tão sutis que nem nos damos conta de que existem. Você pode ter um pequeno desvio de septo ou narinas naturalmente estreitas, prejudicando o influxo de oxigênio. Quanto menos oxigênio for capaz de captar, mais ansioso você ficará. Sabemos que a respiração se altera quando experimentamos diferentes estados emocionais, como o medo, a raiva e a ansiedade. Também respiramos diferente quando estamos profundamente concentrados em alguma tarefa ou leitura. Respiração é vida. E, como tal, é o equivalente físico da fé. Fé e vida são análogas. Quando há problemas respiratórios, há uma ruptura tanto na vida quanto na fé. Enquanto respiramos estamos vivos. É nossa maior fonte de energia e nosso regulador de autoconfiança. Aprender a respirar corretamente pode fazer muito pela restauração da harmonia e do senso de equilíbrio. A seguir, apresento uma série de exercícios de respiração. Utilize-os separadamente ou combine-os.

• *A linha na agulha*

1. Feche os olhos, tome consciência de sua respiração e saiba que com isso você está se livrando das influências inibitórias e se sentindo liberado. Abra os olhos.

Gerald Epstein

2. Feche os olhos. Expire três vezes. Veja e sinta que você não precisa corrigir seu padrão respiratório de uma só vez, mas que pode usá-lo como ponto de partida, mesmo que seja incorreto. Então, abra os olhos.

3. Feche os olhos. Expire três vezes. Veja e sinta o movimento interno de sua respiração natural até que ela, deixada por conta própria, retorne ao padrão normal. Conserve-se nesse ritmo alguns instantes e, então, abra os olhos.

4. Feche os olhos e expire três vezes. Sinta e perceba um estado emocional. Visualize-o e conscientize-se de como a sua respiração está mudando. Abra os olhos.

5. Feche os olhos e expire uma vez. Sinta e veja como os sentimentos negativos reduzem nossa respiração. O que acontece? Então, abra os olhos.

6. Feche os olhos e expire três vezes. Perceba e escute como suspirar traz alívio. Perceba e sinta como você utiliza mais o diafragma para respirar quando está em paz. Então, abra os olhos.

PSORÍASE

Nome: *Escamação ártica*
Intenção: eliminar a psoríase.
Frequência: três ciclos de 21 dias, com 7 dias de intervalo, durante 3 minutos no primeiro ciclo, 1 a 2 minutos no segundo ciclo, e 30 segundos a 1 minuto no terceiro. Se depois disso a psoríase não tiver desaparecido ou melhorado, consulte seu médico. Se tiver começado a melhorar, mas não completamente, use tantos ciclos quantos forem necessários para sarar.

A psoríase é uma doença de pele comum, que afeta 4% da população branca (ela atinge bem pouco os negros). Pode estar limitada a uma área ou se espalhar, cobrindo o corpo todo. Uma forma incapacitante de artrite pode ocorrer junto com essa afecção. Fatores emocionais ou sociais são decisivos nessa doença, como era de

Imagens que curam

esperar. Frequentemente, há sentimentos mesclados de raiva e pesar combinados em um contexto de intensa agitação, confusão e frustração sobre relações sociais. Muitos desses sentimentos ficam congelados no paciente com psoríase. É essa experiência de congelamento que dá origem ao exercício relativo à psoríase chamado *Escamação ártica*, descrito mais adiante.

"Greg", um jovem que tinha psoríase havia quatro anos, chegou ao meu consultório coberto da cabeça aos pés pelas escamas características da doença, e com um possível início de artrite nos dedos. Já havia feito praticamente todos os tratamentos mais modernos sem resultado. Tentar a visualização era o último recurso para Greg, antes que se entregasse aos drásticos tratamentos médicos que lhe restavam – alguns deles eram tóxicos e outros aumentavam o risco de câncer de pele – e que ele queria evitar.

Greg usou dois exercícios de visualização: *Escamação ártica* e *Dentro-fora* (pág. 106) usado para o trato gastrintestinal. Incluí esse último porque creio que haja uma relação entre a psoríase e o acúmulo de toxinas no colo – a dieta de Greg era rica em gordura e ele costumava fazer um grande número de refeições do tipo *fast food*. Voltei a falar com ele três meses mais tarde, depois que completara três ciclos de visualizações. Ele se tornara mais cuidadoso com a alimentação, não estava usando medicamentos e praticara os dois exercícios de visualização. A psoríase desaparecera quase completamente, cerca de 90%; só restaram uns poucos pontos. Greg afirmou que, "sem dúvida", a visualização fora responsável pelo feito. Aqui está o exercício *Escamação ártica* que ele praticou:

• Escamação ártica

Feche os olhos. Expire três vezes. Veja, sinta e perceba que está nu, sentado no Polo Norte. Você carrega um picador de gelo dourado, com o qual remove todas as escamas brancas de seu corpo até que a pele saudável que há por baixo apareça. Depois que houver removido as escamas, mergulhe na água gelada do Ártico, sentindo e percebendo que ela lava sua pele completamente. Então, saia da

· 181 ·

água, veja e perceba uma fina camada de água do Ártico cobrindo o seu corpo inteiro. Use um jarro de óleo dourado de baleia para recobrir todo o corpo, por cima da camada de água. Vista uma roupa ou um roupão de cor púrpura real, enquanto admira seu corpo sadio e sem escamas. Então, abra os olhos.

RAIVA

Nome: *A armadilha da raiva* e *Entrando na raiva*
Intenção: aliviar a raiva.
Frequência: cada vez que sentir raiva: 3 minutos para a *A armadilha da raiva*, 1 minuto para *Entrando na raiva*.

A raiva é o maior obstáculo para a humildade. Sem humildade não podemos ser realmente úteis ao próximo. A raiva é produto do egocentrismo e pode levar à indiferença e ao ódio. Onde há raiva, indiferença e ódio, o amor não pode existir. A raiva gera sempre o desejo de vingança e, às vezes, sua consumação. Na verdade, essas reações avivam as chamas da raiva, mantendo-a acesa. A raiva, dirigida a si próprio ou a outra pessoa, na maior parte das vezes é uma reação exagerada a uma situação. Deixar que ela saia de controle causa perigos e lhe coloca na posição de juiz e júri.

Isso não significa que seja errado ou ruim sentir raiva. Ela não é intrinsecamente uma emoção ruim, apenas precisa ser administrada. Isso se aplica a todas as emoções, positivas e negativas. Experimente-as, mas não se torne refém delas. Reconheça sua presença e, então, lide com elas.

O antídoto para a raiva é o perdão. O perdão dirigido a si próprio, em primeiro lugar; e, depois, à pessoa de quem você tem raiva.

Quando sentir raiva, inicie um processo interior chamado "confissão do coração" (segundo Fílon, filósofo ocidental do século I), no qual você reconhece que errou por ter sentido raiva e pede perdão a si mesmo. (Se você for religioso ou espiritualizado, pode pedir perdão a Deus.) Depois disso, inicie o processo exterior de pedir perdão à pessoa de quem tinha raiva (chamado "confissão dos lábios").

A seguir, dois exercícios de visualização para controlar a raiva. Observe que a raiz da palavra "raiva" em inglês – *anger* – significa "restringir os movimentos".

• A armadilha da raiva

Feche os olhos. Expire três vezes. Remova a armadilha que o está enredando. A cada nó – a armadilha chega a ter treze nós – perceba o que está provocando sua raiva e corrija isso. Não se permita misturar outras emoções a esse exercício; concentre-se apenas na raiva. Após desfazer todos os nós, abra os olhos, sabendo que a raiva foi embora.

• Entrando na raiva

Feche os olhos. Expire três vezes. Visualize-se dentro de sua raiva. Encontre o caminho até o lado de fora e olhe para ela. Decida o que quer fazer com ela e faça. Transforme-a ou desfaça-se dela – como quiser. Expire uma vez e, depois de ter se livrado da raiva, preencha o lugar que ela ocupava com uma imagem oposta, vendo-se no centro de uma rosa, ou flutuando em uma nuvem. Lembre-se de que é melhor encontrar imagens próprias, as que vierem diretamente de suas experiências. Então, abra os olhos, sabendo que a raiva foi embora.

RESFRIADO

(veja *Infecções do trato respiratório superior*)

SOLIDÃO

Nome: *O deserto* e *A ilha deserta*
Intenção: superar a solidão.
Frequência: duas vezes ao dia, por até 5 minutos, durante 21 dias.

Gerald Epstein

Esse sentimento tão comum não precisa de uma apresentação elaborada. Vale dizer, contudo, que está associado ao apego às experiências da infância; a pessoa não consegue se libertar delas e ingressar completamente na vida adulta. Se a solidão é um empecilho real à vida, tratemos de dispensá-la.

• **O deserto**

Feche os olhos. Expire três vezes. Visualize-se entrando em um deserto. Você está só, sem suprimentos. Veja o que acontece com você. Expire uma vez. Visualize uma figura ao longe, indo em sua direção; veja quem é, à medida que a figura se aproxima. Prefere a companhia dessa pessoa ou continuar só? Se você deseja acompanhá-la, que conselho ela lhe dá? Se não, continue sozinho até sentir vontade de voltar, retornando pelo mesmo caminho. Mesmo que siga a pessoa e ouça seu conselho, deve retornar pelo mesmo trajeto. Ao voltar, saiba que sua solidão acabou. Então, abra os olhos.

• **A ilha deserta**

Feche os olhos. Expire três vezes e veja-se em uma ilha deserta, desolada. Você leva consigo uma camisa ou pano, que amarra no topo de uma árvore muito alta para sinalizar para um navio ou avião. Observe o que você faz enquanto percorre toda a ilha. Quando terminar, veja o seu navio ou avião chegar. Visualize o seu retorno à civilização – seu caminho até o avião ou navio e, depois, a viagem de volta para casa. Ao retornar, saiba que sua solidão desapareceu. Então, abra os olhos.

TENSÃO PRÉ-MENSTRUAL

(veja também *Inchaço*)

Nome: *Areia do deserto*
Intenção: eliminar o inchaço.

Imagens que curam

Frequência: a partir do primeiro sinal dos sintomas pré-menstruais até o término da menstruação, três a quatro vezes ao dia, durante 1 a 2 minutos.

Milhões de mulheres sofrem de irritabilidade, inchaço, depressão, dor e muitos outros sintomas, que geralmente começam de 7 a 10 dias antes da menstruação. Diversas alterações fisiológicas acontecem, dentre as quais a mais evidente é a retenção de líquido, que leva ao inchaço e à perda de cálcio, e que está associada aos distúrbios emocionais vivenciados nesse período. O exercício de visualização seguinte pode ser bastante útil na redução ou eliminação do inchaço e, por tabela, tornar o período menstrual muito mais tranquilo. (A suplementação com cálcio pode ser de grande ajuda na eliminação dos distúrbios emocionais. Consulte um profissional de saúde sobre a dosagem recomendada.)

• *Areia do deserto*
Feche os olhos e expire três vezes. Visualize-se em um deserto. Cubra o seu corpo com areia. Deixe o sol esquentá-la sobre a sua pele. *Sinta* a areia absorvendo a água retida em você e o sol secando-a. Então, abra os olhos.

TERMINANDO UM RELACIONAMENTO

Nome: *Areias do tempo*
Intenção: terminar um relacionamento (com uma pessoa específica).
Frequência: duas vezes ao dia (de manhã cedo e ao entardecer), por até 3 minutos, durante 7 dias.

Nome: *Separar-se e partir*
Intenção: eliminar a influência que uma pessoa exerce em sua vida; terminar um relacionamento.
Frequência: todas as manhãs, durante 3 a 5 minutos, por 7 dias.

Gerald Epstein

Uma das situações comuns em meu consultório é o sofrimento de quem não consegue terminar um relacionamento. A pessoa deseja romper os laços, mas por uma série de razões não consegue colocar o necessário ponto final. Aqui estão duas formas garantidas de ajudá-lo a conseguir isso; a segunda pode ser considerada mais drástica que a primeira. Use a que mais lhe convier.

• *Areias do tempo*

Feche os olhos. Expire três vezes e visualize-se caminhando por uma praia, de mãos dadas com a pessoa com a qual está rompendo. Vocês estão dançando, pulando e brincando. Então, você solta as mãos, diz adeus e *refaz* seus passos *para trás*, limpando completamente tudo que vê à sua frente. Veja e sinta seu esforço. As ondas lavam a praia, apagando todos os resíduos da relação. Nade de frente em direção ao horizonte e veja seus braços e pernas se tornarem muito longos, bem como seu tronco. Vá até o horizonte e volte, nadando de costas, com os baços esticados para bem além da cabeça e suas pernas esticadas à sua frente, batendo firmes. Seu tronco também está alongado. Continue a inspirar o ar puro do horizonte. Quando chegar à praia, saia da água e deixe o sol lhe secar. Depois, vista um roupão ou traje que encontra por lá e volte para casa. Então, abra os olhos.

• *Separar-se e partir*

Feche os olhos. Expire três vezes e visualize-se em uma praia. A pessoa com quem você quer romper está lá deitada. Você carrega cordas douradas com pesos de chumbo nas pontas e, com elas, amarra a pessoa. Há ali perto um grande barco a remo. Empurre o barco para a água e coloque a pessoa nele; entre no barco e reme até a Fossa das Marianas, perto das Filipinas, um dos locais mais profundos do mundo. Fique de pé no barco, levante o corpo amarrado da pessoa e jogue-o para fora do barco, sabendo que está *se livrando da influência daquela pessoa*. Observe o corpo desaparecer à medida que afunda, formando um pequeno redemoinho. Saiba

Imagens que curam

que ele está indo para o fundo, para nunca mais retornar à superfície. Depois que ele desaparecer, sente-se no barco e reme de volta para a praia com um novo conceito e atitude em relação a você. Quando chegar à praia, guarde os remos e volte para casa sozinho. Então, abra os olhos.

TONTURA

Nome: *Corda bamba* e *A bolota de carvalho*
Intenção: fazer a tontura passar.
Frequência: conforme a necessidade, durante 1 a 2 minutos, a cada 10 minutos, até que a tontura passe.

A tontura costuma acompanhar vários estados emocionais, particularmente quando ocorre ansiedade ou choque emocional. Pode representar nosso esforço para nos livrarmos do choque. A maioria dos casos de tontura dura pouco, mas alguns podem permanecer por certo tempo. Se a tontura tornou-se crônica, e já dura mais de três meses, pode ser que haja algum distúrbio estrutural nos canais semicirculares do ouvido interno. É aconselhável que você consulte um otorrino. Vá também a um médico para fazer um checape e medir a pressão arterial. Se sentir que está ficando tonto, pare um momento para verificar se está confuso com alguma coisa ou se soube de algo que não queria saber. Tente reconhecer o que pode ter sido e tente se recompor.

A seguir, há dois exercícios de visualização que o ajudarão a controlar tonturas. Eles devem ser praticados ao primeiro sinal de tontura ou quando o processo já tiver começado. Tente um deles; não é necessário praticar os dois.

• *Corda bamba*

Feche os olhos. Expire três vezes *bem lentamente*. Visualize-se e sinta-se como se andasse numa corda bamba. Suba a escada fixa que leva à plataforma. Na plataforma, pegue sua vara, bicicleta ou

Gerald Epstein

sombrinha. Antes de atravessar o arame, veja-se alcançando o outro lado. Então, comece a travessia, sabendo que, enquanto vai completando essa tarefa com sucesso, sua tontura está desaparecendo. Pode haver ou não uma rede de segurança por baixo de você (a escolha é sua). Quando alcançar a outra plataforma, no lado oposto, deixe de lado a vara, bicicleta ou sombrinha e desça pela escada fixa até o chão, sabendo que a tontura passou.

• *A bolota de carvalho*
Feche os olhos. Expire três vezes *bem lentamente*. Visualize-se plantando uma semente ou bolota de carvalho na terra. Expire uma vez e sinta que ela cresce até se transformar em árvore – primeiro um broto, depois um arbusto e, finalmente, fincando raízes e se tornando uma árvore firmemente plantada na terra, enquanto seus ramos alcançam o céu. Saiba que você está firmemente plantado e que sua tontura passou. Então, abra os olhos.

TUMORES
(veja *Pólipos e tumores*)

TUMORES BENIGNOS
(veja *Pólipos e tumores*)

VERRUGAS

Nome: *Cura egípcia*
Intenção: remover verrugas.
Frequência: três vezes ao dia, durante 2 a 3 dias, por 21 dias. Se necessário, use por mais dois ciclos de 21 dias, com 7 dias de intervalo entre eles.

Nome: *O avesso do rosto*
Intenção: remover verrugas; curar a pele.

Imagens que curam

Frequência: quatro vezes ao dia, durante 1 a 3 minutos, por 21 dias. Se necessário, use por mais dois ciclos de 21 dias, com 7 dias de intervalo entre eles.

Essas criaturinhas impertinentes que aparecem na pele e costumam ser marrons ou quase negras parecem estar ligadas à presença de um vírus e, embora não sejam especialmente perigosas, não são nada bonitas. Extirpadas ou queimadas, geralmente tendem a reaparecer, o que requer o emprego de exercícios de visualização com a intenção de eliminá-las permanentemente. Quando aparecem no rosto, as verrugas podem ser consideradas sinal de algum desequilíbrio físico ou emocional. Por isso, você deveria investigar um pouco mais a possível existência de um conflito emocional e consultar um médico sobre questões físicas, se porventura existirem.

Para tratar verrugas no rosto por meio de visualizações, geralmente uso uma combinação de dois exercícios: *Cura egípcia* e *O avesso do rosto*. Recomendo que os pacientes continuem com esses exercícios – um ciclo de *Cura egípcia* (21 dias de uso, 7 de intervalo), seguido de *O avesso do rosto* (21 dias de uso, 7 de intervalo) – até que as verrugas tenham desaparecido. Para verrugas em outros lugares do corpo, a *Cura egípcia* sozinha será o suficiente.

* ***Cura egípcia***

Seguindo as instruções para a *Cura egípcia* (pág. 57), use seus cinco olhos para examinar a(s) verruga(s) com cuidado. Em uma mãozinha você segura um novelo de linha dourada e fina; use-a para amarrar a base da(s) verruga(s). Em outra mãozinha, leve um tubo que emite laser branco. Direcione o raio diretamente sobre a(s) verruga(s) e veja-a(s) encolher e cair. Uma terceira mãozinha usa uma escova dourada macia para limpar os resíduos. Veja a pele nova e rosada por baixo. Em sua quarta mãozinha há um espelho dourado. Olhe para o reflexo de sua pele que está sarando: ela parece tão sadia como a pele que a circunda. Então, para finalizar o exercício, siga o procedimento descrito na pág. 57. Depois, abra os olhos.

Gerald Epstein

• *O avesso do rosto*

Feche os olhos. Expire três vezes e visualize-se em um riacho de água límpida, pura e fresca, que desce da montanha (ou qualquer outra fonte de água medicinal). Veja o reflexo de seu rosto nele (ou apenas a parte com as verrugas) e, então, remova-o, vire-o do avesso e lave-o por completo no riacho. Veja todos os resíduos, como filamentos negros ou cinzentos, serem carregados velozmente pelas correntes em espiral. Assim que seu rosto (ou qualquer outra parte do corpo) estiver completamente limpo, pendure-o para secar ao sol. Veja-o sarando de dentro para fora, adquirindo a mesma aparência do tecido sadio em volta. Depois, vire o rosto do lado direito e o coloque de volta ao lugar, vendo que as verrugas desapareceram. Então, abra os olhos.

VÍCIO

Nome: *Libertação pela revivência*

Intenção: descobrir o caminho para largar o vício (diga qual). Trabalhe apenas em um vício por vez, se tiver mais de um.

Frequência: três vezes ao dia, por até 3 minutos na série completa, por três ciclos de 21 dias, com intervalos de 7 dias. Se não obtiver resultados satisfatórios, use por mais três ciclos de 21 dias e intervalo de 7.

Somos criaturas com hábitos. Vícios são hábitos levados ao extremo. Eles representam a perda do controle voluntário sobre um hábito, num grau que é maior do que a maioria de nós vivencia normalmente. Os vícios se caracterizam pela ânsia intensa.

Embora quase tudo que encontramos na vida possa ser viciante, algumas substâncias parecem ter um poder maior do que outras de minar nossa força de vontade, e reconhecidamente causam destruição mais imediata. Não há necessidade de enumerá-las aqui, pois os comportamentos aditivos são bem conhecidos. Todos os tipos de vício podem ser tratados com visualizações.

Imagens que curam

A sensação ou emoção mais significativa associada à ânsia causada pelo vício é a dor, mental ou física. Se alguém tem um umbral de dor[10] baixo, seu nível de adição tende a ser elevado. Aqueles que têm um umbral de dor alto podem inadvertidamente se tornar viciados, porque uma quantidade cada vez maior da substância é necessária para abrandar sua dor – situação que pode levar à dependência da droga.

Esse conjunto de exercícios inter-relacionados foi concebido para cortar a tendência aos vícios e pode ser usado com qualquer outro programa de reabilitação no qual você esteja engajado. Os exercícios se chamam *Libertação pela revivência* e baseiam-se no trabalho descrito por Arthur Janov em *The primal scream* [O grito primal] e em outros livros. Quando você professar sua intenção nesse exercício, deve, é claro, especificar seu vício. De modo geral, leva-se 21 dias tanto para eliminar um hábito quanto para adquirir outro. Se você tiver crises de abstinência durante os 7 dias em que não estiver praticando as visualizações, faça alguns "exercícios de parar". Simplesmente interrompa uma atividade habitual por breves instantes – espere um momento antes de ligar o interruptor de luz ou de atender ao telefone; faça outro caminho para o trabalho; coma algo diferente no café da manhã. Quanto mais dedicado você for na prática desses exercícios, mais profundos serão os resultados.

• Libertação pela revivência

1. Feche os olhos. Expire três vezes. Sinta-se como uma criança a quem deixam sentir frio com frequência ou durante muito tempo. Expire uma vez. Sinta-se como uma criança que é deixada

---

10. O termo médico "umbral de dor" indica o mínimo estímulo que provoca a dor e se diferencia claramente do termo "tolerância à dor", que indica o grau de dor que um indivíduo pode tolerar antes de experimentar prejuízo físico ou emocional, e que envolve medição da reação do indivíduo à dor. [N. T.]

Gerald Epstein

com fome durante muito tempo. Expire uma vez. Sinta-se como uma criança que é deixada sozinha durante muito tempo. Abra os olhos.

2. Feche os olhos. Expire três vezes. Sinta-se como uma criança frustrada pela falta de outras necessidades básicas. Abra os olhos.

3. Feche os olhos. Expire uma vez. Sinta-se como uma criança que assiste a brigas terríveis. Abra os olhos.

4. Feche os olhos. Expire três vezes. Sinta qual foi o resultado em sua vida causado pelo abrandamento dessas dores da infância. Abra os olhos.

5. Feche os olhos. Expire três vezes. Remova a "capa" de dor. Abra os olhos.

6. Feche os olhos. Expire três vezes. Sinta que aquilo que bloqueia a dor também bloqueia o prazer. Abra os olhos.

7. Feche os olhos. Expire uma vez. Sinta como é viver sem repressão. Abra os olhos.

8. Feche os olhos. Expire uma vez. Sinta a alegria e o excitamento que advêm de não reter a dor primal. Abra os olhos.

VÍRUS EPSTEIN-BARR
(Síndrome da fadiga crônica)

Nome: *Pônei de polo*
Intenção: eliminar o vírus.
Frequência: três vezes ao dia, durante 3 minutos, por nove ciclos de 21 dias, com 7 dias de intervalo. A partir do sétimo ciclo, 1 minuto de exercício já será suficiente. Exames médicos podem ser úteis, mas não são obrigatórios (algumas pessoas não querem se sentir mentalmente presas aos resultados da contagem de glóbulos brancos).

A ocorrência dessa infecção viral tem alarmado porque algumas pesquisas sugerem que ela poderia ser uma precursora de certas formas de câncer e da aids. Alguns consideram o vírus Epstein-

Imagens que curam

-Barr uma variação do vírus da herpes genital. Os infectados sentem fadiga excessiva e se tornam debilitados fisicamente. Tais sintomas realmente indicam um estado geral de esgotamento, que proporciona o meio perfeito para que o vírus ataque. A meu ver, organismos como os vírus, as bactérias ou outros micróbios não causam doenças. Elas são conseqüências de alterações no corpo que propiciam o ambiente necessário para o crescimento desses organismos. As condições de vida dos portadores do vírus Epstein-Barr que conheci eram quase insuportáveis. Como exemplo, posso citar um jovem que deu tanto de si em um relacionamento que acabou esgotado, tornando-se vulnerável à infecção por causa do enfraquecimento de seu sistema imunológico. Em outra situação, uma jovem testou sua resistência até o limite, mergulhando no trabalho para ser promovida e subir na carreira. Essas duas pessoas me ensinaram muito sobre os meios terapêuticos práticos que eu poderia oferecer para combater essa condição.

A ilustração a seguir foi baseada no desenho feito por um de meus pacientes, que procurou descrever seu vírus Epstein-Barr. Ele esboçou o(s) invasor(es) sendo atacados por um exército de "mocinhos" na forma de glóbulos brancos parecidos com piranhas vorazes. Algumas das células trazem o rótulo BHT, um remédio que ele estava tomando para ajudar a combater o vírus. Imediatamente após completar o desenho, o paciente sentiu bem-estar físico e emocional. Ao continuar olhando para o desenho nas semanas seguintes, ele experimentou a mesma sensação. Encorajei-o a manter o desenho sempre à vista, para que servisse como lembrete de sua intenção de destruir os invasores com seu "exército de defesa". Basicamente, ele estava "remembrando" sua completude. Esse processo de utilizar um lembrete externo para estimular uma resposta interna foi um tratamento típico na medicina ocidental por mil anos ou mais. Depois, ele foi abandonado pelos últimos três séculos, mas agora está sendo recuperado pelo campo do *biofeedback*.

Gerald Epstein

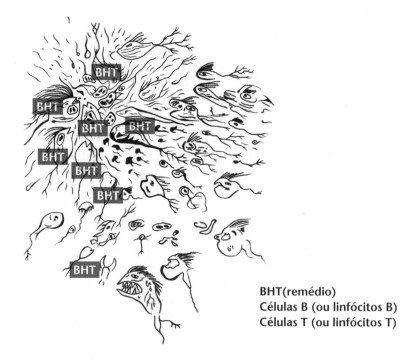

BHT(remédio)
Células B (ou linfócitos B)
Células T (ou linfócitos T)

O desenho expressa o que está acontecendo internamente. Uma vez exteriorizado, o desenho pode ser usado para estimular o processo interno de forma diferente, ao enviar uma nova mensagem para o eu interior. Essa relação recíproca forma um tipo especial de sistema de *feedback*, o qual, por sua vez, ajuda a promover a função curativa das visualizações, que lembram aos pacientes sua intenção de se curar.

Não importa se você sofre de um problema que se expressa física ou emocionalmente, ou de ambas as formas, nem se você sabe desenhar (sua habilidade no desenho é totalmente irrelevante). *Veja* como sua doença se parece e desenhe. Não se preocupe se o que vê parece ridículo, desenhe! Depois disso, no mesmo papel, destrua, aprisione ou contenha sua doença de alguma forma, da melhor maneira que conseguir representar, e, então, use o desenho com a *intenção* de combater o seu problema e liquidá-lo.

Imagens que curam

Acreditar na eficácia desse método vai alertá-lo para a força e o poder da imaginação.

Recapitulando, o sistema funciona para:

1. Externar o que é interno.
2. Remodelar o que foi externado.
3. Usar o exterior para lembrar o interior de seu objetivo.

A ação interna provoca uma sensação de bem-estar que nos estimula a usar de novo a forma externa para dar instruções ao interior. Essa instrução toma forma como imagem (desenho) em vez de palavras.

Uma jovem com o vírus Epstein-Barr concebeu exercícios de visualização poderosos, que incorporei às visualizações criadas para ajudar a estimular a função imunológica. Ofereço aqui um exercício que ela desenvolveu e que se mostrou muito útil para qualquer vírus que, como o Epstein-Barr, enfraqueça o sistema imunológico.

• Pônei de polo

Feche os olhos, expire três vezes e entre no seu corpo. Visualize-se tocando flauta enquanto cavalga um pônei de polo e carrega um taco de polo na sela. Atraia os vírus para fora dos tecidos tocando a música que escolher; depois, mate os vírus com o taco. Então, abra os olhos.

5. EXERCÍCIOS PARA A SAÚDE

Este capítulo traz diversos exercícios para ajudar a manter ou a melhorar sua saúde e seu bem-estar. Não visam a doenças específicas, mas aos processos pelos quais podemos nos tornar mais próximos daquilo que deveríamos ser.

CHECAPE CORPOMENTE

Nome: *O lago da saúde* e *O campo da saúde*
Intenção: avaliar o seu estado de saúde.
Frequência: conforme a necessidade, uma vez, por até 3 minutos.

Se, além de visitar seu médico, você deseja fazer uma avaliação periódica de seu estado de saúde, consulte os próximos exercícios. O axioma verdadeiro no mundo da visualização é que as imagens não mentem. Tornar-se receptivo a essa verdade pode ser imensamente útil no desenvolvimento da autoconfiança e será especialmente benéfico para avaliar sua situação.

· 197 ·

Seus sonhos noturnos, por exemplo, podem revelar algum problema que você possa vir a ter. Aqui você deve prestar atenção à aparência de cores individuais, fortes. Um azul impressionante, vermelho, verde, alaranjado ou amarelo podem anunciar algum problema de tireoide, vascular, da vesícula biliar, do fígado ou do rim, respectivamente. Sugiro que faça um checape quando isso acontecer. A única exceção que encontrei foi a presença do vermelho em sonhos noturnos durante a menstruação. Esse é um efeito secundário normal na vida onírica no período menstrual da mulher.

• O lago da saúde

Feche os olhos. Expire três vezes e veja-se no alto dos Andes, num lago que está a mais de cinco mil metros de altitude. Diga ao lago que você quer conhecer o estado de sua saúde e que deseja que ele lhe mostre tanto o seu corpo externo quanto o interno. Então, olhe para a superfície tranquila e límpida da água e veja-se por dentro e por fora (se você estiver saudável, verá a cor dourada, o rosa puro, o azul ou o verde; se estiver mal, no local do distúrbio aparecerá o cinza, o negro ou o rosa azulado). Abra os olhos.

• O campo da saúde

Feche os olhos. Expire três vezes e veja-se como um general do lado de fora de sua tenda, no início do campo de seu corpo. O corneteiro está ao seu lado. Há uma grande bandeira dourada tremulando ao vento no alto da tenda. Em todos os pontos importantes do campo de seu corpo encontram-se outras tendas com bandeiras tremulando e corneteiros próximos a elas. Faça seu corneteiro soprar o instrumento e escute todos os outros corneteiros em cada tenda responderem. Veja as bandeiras tremulando ao mesmo tempo e repare em suas cores. Então, abra os olhos. Se algum som for destoante, ou alguma bandeira não tremular, ou mostrar a cor negra ou cinzenta, é sinal de que alguma alteração está acontecendo, prenúncio de distúrbio ou doença. Nesse caso, seria aconselhável consultar o médico.

Imagens que curam

ENTERRANDO O PASSADO

(veja também *Limpeza*, na página 200, e *Redesenhando o passado*, na página 206)

Nome: *Enterrando o passado*
Intenção: remover a influência do passado.
Frequência: uma vez por semana, durante 3 a 5 minutos, por três semanas.

Muitas pessoas descobrem que não podem deixar o passado para trás. Sentem-se atormentadas por ele, se arrependem, têm a sensação de estar presas nele, sentem culpa e assim por diante. A intromissão do passado nos impede de ser capazes de agir de forma produtiva. Lamentar o passado não pode mudá-lo; só o que conseguimos com isso é experimentar mais sofrimento. O exercício seguinte pode ajudar a aliviar um pouco da tensão e deixar o passado de lado.

• *Enterrando o passado*

Feche os olhos. Expire três vezes. Você está seguindo um caminho pelo campo. Ele está atravancado com pedras, que você precisa afastar para passar. No final do caminho você encontra uma árvore. Sente-se ao lado dela; apanhe uma folha do chão e escreva nela tudo que lhe incomoda a respeito do passado, todos os arrependimentos e todos os obstáculos que lhe impediram de avançar. Use a seiva da folha como tinta para escrever. Então, cave um buraco, sabendo que enterrará a folha e que o passado, embora enterrado, ainda está vivo, mas vai se decompor. Indique quando deseja que o passado se decomponha escrevendo uma data na folha; então, coloque a folha no buraco, enterre-a, e volte rapidamente para o ponto onde começou, reparando se alguma coisa mudou no caminho. Então, abra os olhos.

LIMPEZA

Nome: *O jardim do Éden*
Intenção: prepare-se para o dia a dia de maneira positiva.
Frequência: diariamente, de manhã cedo, por até 3 minutos.

Esse exercício de limpeza é um jeito excelente de começar o dia, pois melhora seu humor e fortalece o seu sistema imunológico. Sempre recomendo aos meus pacientes que se limpem também fisicamente; arrumem a bagunça da casa ou um cômodo com regularidade, para que estejam, ao mesmo tempo, limpando a si mesmos internamente.

• *O jardim do Éden*

Feche os olhos. Expire três vezes e imagine-se deixando sua casa e saindo à rua (se for possível, desça uma escada). Deixe a rua e veja-se descendo em direção a um vale, onde há um prado ou jardim, e vá até o centro dele. Descubra que há lá um espanador de penas douradas, uma vassoura de palha ou um ancinho (dependendo de sua preferência ou do grau de limpeza de que necessita). Com a ferramenta escolhida, limpe-se completamente de alto a baixo, inclusive as extremidades. Veja como aparenta e se sente, sabendo que você se livrou de todas as células mortas do lado de fora do corpo e de toda a melancolia e confusão do lado de dentro.

Deixe de lado a ferramenta e escute o som de um riacho ou ribeirão vindo da direita. Vá até lá e se ajoelhe em sua margem. Apanhe a água borbulhante, límpida e fresca nas mãos em concha e jogue-a no rosto, sabendo que se lava de todas as impurezas externas do corpo. Então, apanhe mais dessa água nas mãos e beba bem devagar, sabendo que se lava de todas as impurezas internas do corpo. Sinta-se renovado, tinindo, energizado e mais alerta.

Levante-se do riacho e, na borda do prado, encontre uma árvore que tem ramos carregados de folhas verdes. Sente-se debaixo dela.

Então, com as costas apoiadas no tronco, aspire o oxigênio puro emitido pelas folhas, junto com o oxigênio em forma de luz azul e dourada que vem do sol e do céu por entre as folhas. Expire o dióxido de carbono na forma de fumaça cinzenta, que as folhas apanham e convertem em oxigênio. Esse oxigênio é liberado pelas folhas e percorre o tronco, penetrando no seu corpo através dos poros. Desse modo, você estará participando do ciclo de respiração com a árvore, em harmonia. Deixe seu dedos e artelhos se enfiarem na terra, como raízes, e retire dela sua energia. Fique assim por um momento, absorvendo tudo que necessita. Então, levante-se da árvore e veja como aparenta e se sente.

Guarde a imagem e os sentimentos para você quando deixar o jardim. Vá para casa pelo mesmo caminho que usou na ida e retorne à sua cadeira. Então, expire e abra os olhos.

BEM-ESTAR GERAL

Nome: *O traje vermelho*
Intenção: manter a saúde geral.
Frequência: uma vez ao dia, durante 2 minutos, todos os dias.

Um jeito simples de produzir alterações psicológicas por meio da visualização é a corrida imaginária – acompanhamento natural para um programa de exercícios físicos que pode aumentar sua eficácia. Mesmo para aqueles que não se exercitam, ou que acham isso tedioso, a corrida imaginária pode ser benéfica. Recentemente, em um estudo conduzido em um hospital canadense, os pacientes que se recuperavam de um ataque cardíaco foram divididos em dois grupos. Um grupo recebeu um programa de exercícios físicos padrão; o outro grupo se submeteu ao mesmo programa mentalmente, em vez de fisicamente. Quando as taxas de recuperação dos dois grupos foram comparadas, constatou-se que o grupo da visualização se recuperou muito mais rápido.

• *O traje vermelho*

Feche os olhos. Expire três vezes e veja-se usando um traje de corrida e um par de tênis vermelhos. Você está saindo de casa e andando até o parque. Entre no parque e comece a correr em volta dele, no sentido horário, consciente de tudo que vê. Torne-se consciente de suas sensações e sentimentos, do vento passando por você. Torne-se consciente de suas passadas e de sua respiração. Repare nas árvores, na grama, no céu. Complete a corrida retornando ao ponto de partida. Deixe o parque e volte para casa. Tire a roupa de corrida, tome uma chuveirada, seque-se e veja-se vestindo as roupas que usará naquele dia. Então, abra os olhos.

DANDO A SI MESMO UM NOVO COMEÇO

Nome: *Renascimento egípcio*
Intenção: dar a si mesmo um novo começo, um olhar esperançoso para o futuro, uma noção de propósito e sentido.
Frequência: uma vez a cada dois anos, durante 5 a 10 minutos.

Esse exercício é para cura geral – para se tornar pleno – e o ajudará a ter novos objetivos. Às vezes, a vida pode passar a ser rotineira ou enfadonha, pode faltar inspiração ou satisfação com o que fazemos. O exercício nos capacitará a moldar novas possibilidades.

• *Renascimento egípcio*

Feche os olhos. Expire uma vez e veja-se como um escaravelho no fundo da terra, na base de uma raiz, retirando sua alimentação dali. Junte sementes na terra em volta. Tire uma parte da raiz e faça uma bola, usando saliva e terra para dar liga. Comece a empurrar a bola para cima e para o alto com as patas da frente – como na figura a seguir – até alcançar a superfície da terra. Encontre um ponto macio e, prendendo a bola de encontro a seu abdômen, use as patas dianteiras para fazer um furo na crosta e sair para a superfície. Permaneça lá alguns momentos, respirando

Imagens que curam

agora como uma criatura do exterior e não mais do interior. Sinta o peito e os pulmões se expandindo e veja a carapaça (a casca dura que equivale às suas costas) parecendo reta e longa enquanto você fica de pé em seu invólucro verde claro. Em seguida, sinta o macio interior de seu corpo de escaravelho movendo-se de maneira flexível dentro da moldura rígida do dorso longo, brilhante e reto. Então, usando seus olhos facetados, que podem girar para olhar em todas as direções, veja um rio logo atrás de você e uma montanha à sua frente.

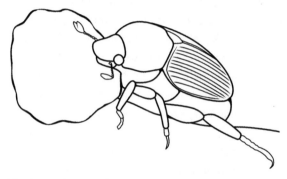

Você precisa escalar uma montanha e empurrar a bola diante de si, usando as patas dianteiras, os "ombros" e o final das costas. A bola agora tem grama grudando nela, tornando-a cada vez maior à sua frente, até que você já não possa ver aonde está indo. A bola também está cada vez mais pesada. Certifique-se de não perdê-la; senão, você terá de recuperá-la e recomeçar do início. Quando chegar ao alto da montanha, veja, ao longe, o alvo ou a meta que deseja. Então, empurre a bola para baixo ou para fora do topo da montanha, vendo-a atingir o alvo em cheio e explodir, espalhando todas as sementes, sabendo que elas devem cair na terra e se enraizar. Então, fique de pé como um ser humano, vendo suas costas se tornando bem retas.

Começando pela vértebra mais baixa, toque cada uma delas, uma por uma, para verificar se estão no lugar. Se não estiverem, remova o fino tecido em volta de cada vértebra, limpe, endireite e coloque-a

Gerald Epstein

de volta. Suba para a vértebra cervical, vá agora para a atlas (a primeira vértebra cervical, responsável por girar a cabeça) e ajuste-a de modo a poder girar a cabeça completamente em torno dela (consulte a ilustração da pág. 127). Então, vá para a áxis (a segunda vértebra cervical, responsável por permitir que a cabeça incline-se para a frente e para trás) e ajuste-a de maneira que você consiga inclinar a cabeça completamente para frente e seu queixo toque o esterno. Depois disso, você vai se tornar, ou já se tornou, muito alto.

Sua cabeça está perfeitamente direita e seu queixo duplo (se você tem um) tornou-se liso. Sinta cada junta e articulação se movendo livremente, começando pelos artelhos, seguindo para os ossos dos pés, os tornozelos, os joelhos, os tendões retesados atrás dos joelhos, a pelve e os ossos do quadril, sentindo-os girar. Sinta os tendões se estirando ao longo da coluna. Agora, alongue-se até alcançar o sol e pegue um pouco dele nas mãos. Quando estiver se espichando para apanhar o sol, sinta as mãos e os braços se esticando, sabendo que as mãos são suas antenas. Com o sol, queime a gordura de seu abdômen (se você a tiver) e massageie suas costas. Então, queime a gordura de seu queixo duplo (se tiver). Aqueça o restante do seu corpo com o sol. Coloque-o no plexo solar (cerca de 2,5 cm abaixo da extremidade inferior do esterno), aquecendo-o e enviando calor para todo o corpo. Lave as mãos no sol e, depois, devolva-o ao seu lugar.

Então, olhe para o local de sua meta e veja nitidamente como as árvores e a vegetação cresceram, sabendo que tudo ali frutificou. Desça a montanha correndo com leveza até a base, corra em direção ao rio e salte por aquele espaço aberto brilhante, grande e claro, aproveitando o momento. Vá para o rio e banhe-se nele por um breve momento, sabendo que tudo está reparado. Saia da água e sente-se debaixo da árvore para descansar. Então, *fisicamente*, abra os olhos e veja o rio, o espaço, a montanha e as árvores, com flores e frutos. Veja seus olhos sem tristeza e de um jeito novo. Saiba que o que você deseja conquistar será concluído em dois anos.

Imagens que curam

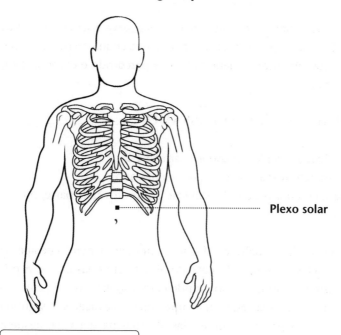

Plexo solar

RELAXAMENTO

Nome: *Tornando-se luz azul*
Intenção: alcançar relaxamento interior.
Frequência: conforme a necessidade, durante 1 a 3 minutos.

Indicado para ocasiões em que o exercício de expiração não é suficiente para produzir relaxamento interior, ou, em geral, quando você sente que precisa relaxar.

- *Tornando-se luz azul*
  Feche os olhos. Expire três vezes e veja o oxigênio que está inalando entrar em forma de luz azul e dourada, formada pela mistura do céu sem nuvens e do sol dourado brilhante, e o dióxido de carbono que você está exalando sair na forma de fumaça cinzenta, como a fumaça de cigarro, que é levada pelo vento e desaparece no ar. Veja a luz se tornar azul à medida que entra em seu corpo, sai de seu co-

Gerald Epstein

ração e viaja uniformemente, de maneira suave e sem sobressaltos através das artérias e capilares, sabendo que enquanto isso acontece você está relaxando. Quando ela tiver percorrido o corpo inteiro, abra os olhos.

REDESENHANDO O PASSADO

Nome: *Redesenhando o passado, partes 1 e 2*
Intenção: remover a influência de seu passado.
Frequência: uma vez ao dia, durante 7 minutos cada parte, por 21 dias.

Esse exercício de visualização fornece um meio poderoso de apagar as influências e traumas do passado. É feito em duas partes. A primeira corrige a influência do mundo externo sobre você do começo da vida até agora, marcada por acontecimentos e lugares. A segunda corrige as suas próprias influências internas na sua vida, desde a tenra infância até agora, marcadas por faltas e erros. É bastante eficaz em ajudá-lo a eliminar experiências e pensamentos negativos.

Por "corrigir acontecimentos, lugares, faltas e erros", leia-se que você ou corrige sua atitude e crenças acerca das experiências ou corrige as próprias experiências. Você pode olhar os acontecimentos passados com crenças que conservou na memória e, por meio desse exercício, remover os efeitos desses acontecimentos ao mudar sua atitude ou crença sobre eles, ou ao expurgá-los. E então criará para si mesmo novas crenças ao vivenciar os acontecimentos corrigidos com um passado diferente e um novo presente. Uma vez que as novas crenças tenham se estabelecido, elas serão expressas como novas experiências na sua vida!

• *Redesenhando o passado, partes 1 e 2*
Feche os olhos e expire três vezes. Olhando para um espelho, veja, perceba, sinta, saiba e viva em ordem cronológica todos os lugares e acontecimentos perturbadores *significativos* de sua vida de

Imagens que curam

que você pode lembrar desde a infância até o presente momento. Após completar isso, mantenha os olhos fechados. Expire uma vez e, olhando para o espelho, veja, perceba, sinta, saiba e viva o ato de corrigir esses lugares e acontecimentos perturbadores na ordem cronológica *reversa*, começando pelo momento presente e voltando até a infância. Quanto aos acontecimentos e/ou lugares que não podem ser corrigidos, veja-se expurgando-os para fora do lado esquerdo do espelho, usando uma mangueira de incêndio. Mantenha os olhos fechados. Expire uma vez e, olhando no espelho, veja, perceba, sinta saiba e viva de novo esses acontecimentos e lugares agora corrigidos com um passado diferente e um novo agora, visualizando o que você se tornará dentro de um ano, de dois anos, de cinco anos. Quando terminar, abra os olhos.

Depois, repita *exatamente o mesmo procedimento* para a parte 2. Dessa vez, no lugar de considerar acontecimentos e lugares perturbadores, a instrução é ver, perceber, sentir, saber e viver faltas e erros significativos de sua vida. Após completar essa parte, abra os olhos.

AUTORRENOVAÇÃO

Nome: *Rejuvenescimento*
Intenção: reviver sua vida, dando-lhe novos objetivos.
Frequência: uma vez por semana, durante três semanas, de 30 segundos a 1 minuto cada exercício.

• *Rejuvenescimento*

1. Feche os olhos. Expire uma vez. Use uma pá para desencavar emoções, a fim de descobrir algo escondido. Pegue o que encontrar para si. Então, abra os olhos.
2. Feche os olhos. Expire uma vez. Desarme uma bomba ativada. Então, abra os olhos.
3. Feche os olhos. Expire uma vez. Veja um animal descendo em sua direção por uma encosta. Então, abra os olhos.

4. Feche os olhos. Expire uma vez. Leve cavalos selvagens para um estábulo. Então, abra os olhos.
5. Feche os olhos. Expire uma vez. Seja alguém sendo outra pessoa. Então, abra os olhos.
6. Feche os olhos. Expire uma vez. Você está envolto em bandagens até o pescoço. Como você se sente? Desenrole as bandagens e faça uma bola com elas. Então, abra os olhos.
7. Feche os olhos. Expire uma vez. Abra caminho andando para trás, usando uma pele de pantera ou de leopardo. Veja e sinta o que acontece. Então, abra os olhos.

6. OITO DICAS PARA DESENVOLVER SUAS PRÓPRIAS VISUALIZAÇÕES

Uma vez que tenha começado a trabalhar com visualizações, você logo fica à vontade com elas e passa a usar imagens próprias. Até aqui, os esquemas lhe foram oferecidos. Agora, a fim de auxiliá-lo a divisar seus próprios exercícios, serão dadas oito dicas para que as imagens se tornem sua própria ferramenta.

PRIMEIRA DICA

Sempre comece com seu ponto problemático. Seja lá qual for o seu problema imediato, físico ou mental, encare-o.

Um de meus pacientes sofria a tal ponto de pânico e medo do escuro que ficar acordado com a luz acesa parecia-lhe a única solução. A seguir, o exercício que recomendei a ele. A intenção, claro, é dormir tranquilamente.

• *Exercício do pôr-do-sol*

À hora de dormir, acenda todas as luzes do quarto, sente-se ereto em uma cadeira, com os olhos fechados, expire três vezes e veja-se

Gerald Epstein

no meio de um prado. Está escuro como breu, mas você sabe que o sol já vai nascer. Veja a escuridão desaparecendo e o romper da aurora para um dia radiante e ensolarado. De repente, tome consciência de estar sendo inundado pela luz do sol, lavando-o da cabeça aos pés, tranquilizando-o e reconfortando-o enquanto isso. Então, imagine-se deitado no prado, a cabeça apoiada num tufo de grama aveludado. Olhe para o céu azul e límpido. Veja o sol que vai alto começar a se pôr. Observe o ocaso até que o astro suma no horizonte, sabendo que, agora que o sol se foi, você pode ir dormir. Após terminar, abra os olhos, apague as luzes e vá para cama.

O exercício começa com a exposição imediata ao medo – nesse caso, a escuridão. Também no trabalho de visualização, sempre iniciamos com a realidade que o paciente está enfrentando – nesse caso, a insônia. Para quem tem medo de voar, recomendo exercício, a seguir.

• *Livre para voar*

Feche os olhos. Expire três vezes. Fique calmo e sereno, veja-se num prado. Sente-se e sinta uma brisa suave soprando sobre você. Ouça o gorjeio dos passarinhos. Veja um céu sem nuvens. Após acalmar-se, visualize-se entrando em um avião, usando um dispositivo de proteção de sua escolha. Decole nesse avião e faça todo o voo vestindo o seu equipamento de proteção, sabendo que nada pode lhe machucar. Veja, perceba e sinta sua invencibilidade. Pilote a aeronave no lugar do piloto ou do copiloto. Repare nas suas emoções e sensações enquanto faz isso. Então, aterrisse em segurança, desembarque, toque o chão e remova sua proteção. Expire lentamente uma vez, guardando com você tudo que houve de positivo no voo. Então, abra os olhos.

Novamente, começamos do ponto crítico – o problema imediato. Essa abordagem se aplica a qualquer doença, mesmo uma tão gra-

Imagens que curam

ve quanto o câncer. Pedi a uma paciente que visualizasse o câncer dela. Ela viu dois monstros saindo de uma caverna. Sugeri que ela usasse uma arma qualquer para se proteger e combatê-los.

Outra maneira de começar com o problema – digamos, uma dor de ouvido – é simplesmente entrar em seu corpo no ponto da dor e visualizar seja lá qual for a imagem que vier. Então, faça o que for necessário para curar seu problema.

SEGUNDA DICA

Qualquer imagem que lhe vier à mente é adequada. Não faça julgamento nenhum sobre o tipo de imagens que lhe ocorrer, nem se faz sentido ou se vale a pena, nem tente interpretar ou imaginar o que significa.

Geralmente, você encontrará visualizações úteis no modo como fala de seus problemas ou nos sonhos noturnos. Prestar atenção nisso pode render muitas imagens aproveitáveis. Por exemplo, ao descrever seu estado de espírito, uma mulher que sofria de depressão disse: "Eu me sinto como se estivesse no fundo de um poço". Com a palavra-imagem "poço" ela forneceu uma imagem que podia ser usada como auxílio para *sair* daquele estado.

TERCEIRA DICA

Acredite que você será capaz de fazer uso da sua imagem. Por exemplo: se estivesse na situação da mulher que se sentia no fundo do poço, você procuraria sair de lá usando uma escada que encontraria por perto, sabendo que, à medida que subisse, seu estado de ânimo melhoraria. Lembre-se de que tudo pode acontecer na imaginação; por isso encontrar uma escada no buraco seria fácil. Na visualização você pode levar consigo os meios necessários para se beneficiar.

QUARTA DICA

Observe o efeito que os distúrbios têm sobre o ritmo do seu corpo. Quando você está doente, o ritmo do seu corpo se torna muito rápido ou muito lento. Por exemplo, o mau funcionamento da tireoide tanto pode resultar numa atividade acima do normal como abaixo. Com uma atividade menor da tireoide, tornamo-nos muito pesados e/ou muito sonolentos; a hiperatividade, ao contrário, nos deixa muito magros e propensos a insônia. O câncer é outro exemplo: há uma aceleração no ritmo do órgão afetado, e suas células se multiplicam com incrível rapidez.

Ao usar a visualização, preocupe-se com o ritmo de seu distúrbio. A regra geral é: *use o oposto do que tem.* Se você sofre de uma condição "muito rápida", como estresse, batimento cardíaco acelerado ou ansiedade, use uma visualização calmante para desacelerar o sistema. Se o seu problema é uma condição "muito lenta", como fadiga, alguns tipos de depressão ou pedras na vesícula ou nos rins, use imagens rápidas. Como saber se a sua condição é muito rápida ou muito lenta? Preste atenção na sua doença por um minuto. Você sentirá o ritmo de seu corpo e saberá se é rápido ou lento. Também pode discutir isso com o seu médico.

Considere a mulher no fundo do poço. Ela estava deprimida (uma condição lenta) e precisava subir, o que deveria acontecer rápido. Por outro lado, se você tem um batimento cardíaco acelerado, pode imaginar seu coração como um motor de popa de um barco em movimento, num dia ensolarado. Então, é necessário desligar o motor – dando a si o oposto do que tem –, ver e sentir o barco à deriva num canal sem vento, sabendo que o coração está diminuindo o ritmo.

QUINTA DICA

Você pode empregar uma abordagem paradoxal para o problema com o qual está lidando. Isso não é tão fácil de entender. Uma abordagem

Imagens que curam

paradoxal significa aplicar o que aparentemente faz menos sentido em determinada situação, algo que não obedece à sua abordagem lógica das coisas. Por exemplo, quando você sente dor é normal que queira se livrar dela. O paradoxo nesse caso consiste em fazer exatamente o oposto. Junte-se à dor, torne-se a dor, faça as pazes com a dor. Esse passo aparentemente sem sentido pode lhe dar o controle sobre ela, porque o ato de se fundir com a dor – sem rotulá-la com termos como "medonha", "terrível", "horrível"– pode torná-la quase inofensiva.

É provável que isso aconteça porque todas as modalidades de experimentar sensações, emoções, imagens ou palavras são *formas de pensamento*. Independentemente da maneira como você processa suas experiências, haverá uma forma. Ao reconhecer sua dor, por exemplo, você está na verdade entrando numa forma de pensamento. Alguns podem ver a dor como uma imagem; outros podem percebê-la ou senti-la sem uma imagem correspondente. Ela sempre assume uma feição quando abordada. Isso vale para *todas* as experiências, sejam elas interiores e subjetivas, sejam exteriores e objetivas. Quando você constituir um pensamento, encontrará uma transformação acontecendo, na qual ou uma forma nova e criativa emergirá (uma imagem, um sentimento ou uma sensação) ou a forma perturbadora desaparecerá. E com qualquer dessas respostas você encontrará alívio.

Resumindo: quando deparamos com algo perturbador ou atemorizante, procuramos nos afastar. O paradoxo está em confrontar aquilo que nos incomoda – *voltando-nos para o problema, não fugindo dele*. Aja como nunca imaginou agir antes – vá ao *encontro* do problema. Saúde-o! Dê-lhe boas-vindas! Junte-se a ele.

SEXTA DICA

Perceba os guias interiores que às vezes aparecem durante as visualizações. Nenhum dos exercícios neste livro requer guias interiores, e você pode obter grande sucesso e resultados maravilhosos sem

Gerald Epstein

jamais encontrar um deles. Todavia, se deparar com um guia interior no curso de suas visualizações, *não hesite, sob circunstância alguma, em usá-lo a seu serviço.*

Você já deve ter lido ou ouvido falar em guias interiores. Eles têm uma longa história na tradição espiritual ocidental, na qual aparecem como anjos. Os anjos são citados na Bíblia – no Antigo e no Novo Testamento – e no Alcorão. O estudo dos anjos é encontrado no judaísmo, no cristianismo e no islamismo. Essas três religiões mencionam que todos têm um anjo protetor que pode ser chamado simplesmente com um pedido.

Guias interiores/anjos da guarda aparecem na forma que você estiver preparado ou for capaz de recebê-los. Talvez surjam como animais, seres humanos, criaturas de outro mundo ou outra forma que sua percepção permitir. Ao começar a tentativa de se ajudar, você pode chamar o guia interior/anjo da guarda para auxiliá-lo. O chamado pode ser feito em silêncio e interiormente. Eles não virão se você não pedir.

Essa dica tem um corolário: *se você duvida da existência dos guias interiores/anjos da guarda, é improvável que seja capaz de chamá-los.* Seu ceticismo interfere em sua capacidade de convocá-los. Mas se estiver disposto a suspender seu ceticismo e tentar, talvez se surpreenda com os resultados.

SÉTIMA DICA

A sétima dica diz respeito à relação entre a realidade das imagens e a realidade cotidiana. A chave é essa: *seja lá o que for que você descobrir para si, seja lá a resposta que encontrar, seja lá a instrução que receber, para usufruir dos benefícios dessas coisas você precisa levá-las para a sua realidade cotidiana como experiências vividas.* Você precisa manifestar sua crença interior como uma experiência exterior. Por exemplo: um paciente descobriu uma sala na qual uma mesa estava posta com todo tipo de legumes, verduras e frutas. Ele se deu conta, depois dessa experiência, de que

Imagens que curam

precisava mudar sua dieta. Tornou-se vegetariano, o que trouxe muitos benefícios para a sua saúde.

Outra paciente descobriu uma ametista em suas visualizações. Em seguida, adquiriu uma e a usava no pescoço. Ela reparou que sua tendência a consumir bebidas alcoólicas em demasia diminuiu notavelmente. Então, descobriu que a ametista é reconhecida na sabedoria medicinal como uma pedra que deve ser usada para inibir a ingestão de álcool.

O trabalho de visualização oferece instruções pictóricas que lhe revelam o que você necessita. Seu ser interior e sábio está lá, pronto para servi-lo. Use-o livremente, com a bênção dele.

OITAVA DICA

Uma última dica, essencial: *acima de tudo, não se compare com ninguém*. Não é importante melhorar mais rápido do que outra pessoa com um problema similar. Seu único foco deve ser você, restabelecendo sua saúde.

Algumas pessoas temem que a visualização seja uma forma de alienação, interpretando-a mal, como uma indulgência para nossas fantasias cotidianas. A saúde de um indivíduo tem profunda ligação com relacionamentos humanos saudáveis; e o trabalho de visualização, longe de induzir à alienação, revela a importância dos relacionamentos e mostra como mantê-los sem sacrificar-se a eles, ou aos propósitos e às manipulações de outras pessoas.

Além disso, assim que você inicia o trabalho de visualização, começa imediatamente a cuidar de si.

Isso foi resumido em uma sábia fórmula pelo rabino Hillel, que viveu no século I:

Se eu não for por mim, quem será?
Se eu for apenas por mim, o que sou?
Se não agora, quando?

7. AS CRENÇAS POSITIVAS DA VISUALIZAÇÃO CURATIVA

O trabalho de visualização pode nos tornar mais saudáveis e nos proporcionar uma vida mais profunda e significativa. Neste capítulo final, gostaria de abordar as ricas consequências da visualização. Um amigo estava trocando uma lâmpada. Ao remover a antiga, descobriu que ela não estava girando com facilidade. Aplicou mais pressão e o vidro quebrou, cortando sua mão gravemente. Ele correu para o pronto-socorro, onde lhe deram quatro pontos para fechar o ferimento. No decorrer de seu exame, constatou-se que sua pressão arterial estava elevada. Ele percebeu que precisava fazer alguma coisa para controlá-la. Entre as mudanças necessárias estavam perder no mínimo 13 quilos e melhorar a dieta.

Contei essa história para ilustrar dois fatores importantes em relação ao processo da saúde. O primeiro é que o que parece *ruim* a princípio pode acabar tendo *boas* consequências. O corte "ruim" de meu amigo produziu um "bom" resultado – a descoberta da elevação da pressão sanguínea, que ele passou a controlar.

Gerald Epstein

O segundo fator é que, para muitos de nós, a doença funciona como alerta para a necessidade de algumas correções na vida. De certo modo, a doença pode ser uma dádiva. Particularmente, creio que essa dádiva é de natureza espiritual; que nos chega como um gesto amoroso de Deus, e que nos faz sofrer um pouco para compreender a mensagem.

Geralmente, é o sofrimento que nos faz começar a dar os passos em direção à mudança. Muitas pessoas não captam a mensagem do sofrimento e suportam a dor persistentemente. Outras buscam alívio do sofrimento sem aprender coisa alguma com a experiência. Outras, ainda, buscam alívio a qualquer custo e se tornam viciadas em drogas ou são vítimas de práticas curativas duvidosas ou inescrupulosas – praticadas ou não por médicos. Creio que o ponto de vista de que a dor é "ruim" em si perpetua o sofrimento – justamente o que desejamos superar. Esse ponto de vista nos impede de mergulhar mais fundo na questão.

Você diria: "Certo, o que está acontecendo foi mandado para que eu aprendesse algo. Mas estou confuso, porque não consigo imaginar o que deveria aprender e não estou melhor do que era antes". Eu não poderia estar menos de acordo. A compreensão de que nada é completamente ruim é um primeiro passo significativo no caminho da autoconsciência. Uma que vez que tenhamos instituído o hábito de compreender que somos abençoados por meio dos desafios, a vida torna-se muito mais rica. Minha experiência como médico diz claramente que, quando essa mudança de atitude acontece, obtemos respostas espontâneas sobre o significado da doença e seu lugar em nossa vida.

Meu argumento fundamental é que nós criamos a situação de sofrimento na qual nos encontramos. Quando algo "vai mal", é sinal de que esquecemos esse fato, esquecemos de nós mesmos. O próximo passo é lembrar-se de si próprio e começar a examinar suas convicções – aquelas que você criou.

Quando lhe ocorrerem crenças negativas, muitas vezes na forma de pensamentos e emoções ruins, aceite-as como uma dádiva

Imagens que curam

e agradeça pelo aparecimento delas. *Saiba* que até uma crença negativa pode ser uma força positiva em sua vida. É uma expressão da força vital que está, na verdade, mantendo-o vivo. É um canal para a libertação – libertação de ser escravizado por emoções e pensamentos negativos, e libertação para criar uma vida completa e feliz. A crença negativa é um lembrete para que usemos a vontade e a razão para voltarmos ao curso das coisas. É sempre um sinal de que esquecemos de nós mesmos e precisamos retornar ao nosso centro. Diz um adágio: "Procurai e achareis". É verdade. O resto do texto é igualmente verdadeiro: "Pedi e recebereis. Batei e a porta vos será aberta"[11]. Primeiro, reconheça a dádiva das crenças; segundo, pergunte o que pode fazer com ela; terceiro, saiba que o que aprender poderá ser usado na sua vida.

Não pergunte por que algo que aparenta ser negativo aconteceu a você. Quanto mais repetir essa questão, mais sofrerá e mais tolhido se sentirá. Você acabará se sobrecarregando com mais crenças contra as quais lutar. Aceite o que aconteceu como fatos de sua história. Você *pode* mudar a maneira como responde a intrusões do passado no seu presente. Você sempre pode alterar sua *relação* com o que aconteceu criando uma nova crença. A visualização pode ajudá-lo a ver os acontecimentos de uma maneira diferente – por intermédio de um exercício como o *Redesenhando o passado*, na página 206. Se você já tentou esse exercício, talvez tenha descoberto que a visualização lhe deu uma noção de esperança e uma nova opção de reação a um condicionamento do passado.

Creio que as técnicas de visualização e o uso da imaginação surgiram nesse ponto da história como reflexo das necessidades da vida contemporânea. Os princípios e atitudes da vida moderna parecem ter deixado muitas pessoas com um sentimento de impotência e incapazes de lidar com as pressões às quais estão expos-

---

11. Esse trecho está na *Bíblia Sagrada*, no Novo Testamento, em Mateus, capítulo 7, versículo 7. [N. T.]

Gerald Epstein

tas. Particularmente debilitantes são as "convicções da consciência global", que dizem respeito a iminentes desastres mundiais como guerras nucleares, fome e extinção em massa. É difícil se desembaraçar de crenças como essas, especialmente quando se contribui para elas.

Analiso tudo isso como médico que trabalha diariamente com pessoas que sofrem de doenças como o câncer e a aids. Nas minhas pesquisas sobre essas doenças descobri, por exemplo, que segundo a Sociedade Americana de Câncer, 985 mil novos casos de câncer surgiram em 1988, um número impressionante. Há importantes fatores ambientais em jogo aqui. Considere, por exemplo, que os estados mais industrializados têm a mais elevada taxa per capita de incidência de câncer no país. Creio que essa correlação não é coincidência. A pressão para a manutenção de nossa existência na Terra foi combinada à pressão criada pelo uso desgovernado dos recursos naturais, o que levou à contaminação da terra, do ar e da água.

Eu, você, todos nós criamos esses perigos ambientais. Eles são resultado da crença global de que a produção industrial é necessária para vivermos a "boa vida", que ela nos dará o antídoto para a escassez – que a maioria de nós considera a grande ameaça. Pode até ser, mas a que preço? E também pode ser que não seja.

Tanto o sistema imunológico como a camada de ozônio são meios de defesa – o primeiro para nós e o segundo para o planeta. Ambos, hoje em dia, estão sob fogo cerrado. Tanto as defesas da Terra como as de seus habitantes estão sitiadas. Alguns foram mais longe ao declarar que a aids é apenas o início da invasão dos retrovírus (que atacam o sistema imunológico diretamente – um fenômeno que nunca havia sido registrado).

Mas não devemos nos entregar a previsões sombrias. Acredito que o uso das imagens mentais é só mais um entre muitos processos que podem provocar a autoconsciência e o remembramento que possibilitarão a restauração das pessoas ao seu estado natural de autonomia. Essa é a base para uma nova forma de educação.

Imagens que curam

Os meios para curar a si próprio e ao planeta estão aqui. O uso controlado da imaginação é um dos meios mais poderosos e prontamente acessíveis. O que você pode fazer por si mesmo e pela comunidade com uma mente livre – que ninguém pode tirar de você, mesmo que esteja fisicamente confinado – não tem limites. No meu consultório, ensino a usar as ferramentas que descrevi neste livro. O trabalho geralmente progride com rapidez, e a relação custo-benefício é satisfatória. À medida que as pessoas começam a governar a própria vida, já não precisam de mim, exceto para um checape ocasional. Posso dizer com confiança que a abordagem terapêutica esboçada aqui é uma ferramenta que permite nos tornarmos nossa própria autoridade e nosso próprio curador. Quando isso acontece, podemos outorgar aos médicos o papel que lhes cabe – o de auxiliares na tarefa de restaurarmos nossa saúde.

Para mim está claro que a doença e os estados emocionais negativos são imagens de crenças negativas. A natureza da doença parece ser física, enquanto a natureza dos estados emocionais parece ser mental. Contudo, ambos são imagens, o que significa que são, na verdade, criações mentais. Se você aceitar isso – ou pelo menos levar em consideração – estará no caminho para se tornar o autor de um novo capítulo em sua vida.

Basta olhar em volta para perceber inúmeras mensagens negativas lhe bombardeando. Sem mencionar a constante pressão causada pelo excesso de informações incorretas proveniente dos amigos, da família e de outros, que procuram, cheios de boas intenções, julgar e aconselhar sem o benefício da experiência, agindo como autoridades. Suas crenças é que estão gerando isso! Tudo isso é criação sua! Saber disso o coloca no caminho para ser a autoridade de sua vida.

Aqueles que assumem a tarefa de amar a si mesmos, de se desvitimizar e de estender essa perspectiva para o universo descobrem que o universo responde. É tão simples quanto mudar suas crenças.

Gerald Epstein

A antiga sabedoria judaico-cristã nos ensina que a cada momento da existência deparamos com a escolha entre a vida e a morte. Escolher a vida é o que significa estar vivo. Quando escolhemos a vida por meio de crenças positivas, alinhamo-nos com o ritmo, a harmonia, a abundância e a graça do universo. Não tenha a menor dúvida disso. A visualização é um sistema de crença positiva. Ela nos possibilita escolher a vida. Se tal oportunidade de cura e salvação nos foi oferecida, por que não tirarmos vantagem dela?

Uma grande sábia, amiga muito querida, presenteou-me com um incrível *insight* antes de sua morte. Eu lhe perguntara qual era o sentido da vida. Ela respondeu: "Torne-se uma lei para si mesmo". Como ela tinha o dom de dizer muito com poucas palavras, pedi-lhe que desenvolvesse seu pensamento. Ela aquiesceu de pronto e, com seu jeito enérgico característico, acrescentou: "Torne-se sua própria autoridade". Para mim, a declaração foi uma revelação e tudo que precisava ser dito. Para você, eu acrescentaria: deixe que o seu problema seja o ponto de partida para tomar as rédeas da sua vida. Use as imagens mentais para se tornar sua própria autoridade. Deixe que suas convicções criem sua experiência e diga *sim* à vida.

ÍNDICE REMISSIVO

• A

Aboulker-Muscat, Colette, 12, 37
Acne, exercício de visualização, 64
Aids, exercício de visualização, 65
Anorexia, exercício de visualização, 66
Ansiedade, exercício de visualização, 66
Arritmia cardíaca, exercício de visualização, 69
Arteriosclerose coronariana, exercício de visualização, 71
Artrite, exercício de visualização, 72
Asma, exercício de visualização, 75
Assagioli, Roberto, 16
Associação livre, 12
Aumento da próstata, exercício de visualização, 78

• B

Bebê mal posicionado no útero, 80
Bulimia, exercício de visualização, 82

Gerald Epstein

• C

Câncer, 15

e limpeza, 30

exercícios de visualização, 83

Catarata, exercício de visualização, 84

Causa e efeito, 37-8

Checape corpomente, 197

Cirurgia, preparação para, exercício de visualização, 173

Cistos de mama, exercício de visualização, 86

Colite, exercício de visualização, 104-5

Coluna vertebral, exercício de visualização, 174

Conjuntivite, exercício de visualização, 87

Crença negativa, uso positivo da, 218-9

Culpa, exercício de visualização, 88

Cura

conexão entre cuidar e curar, 40

curar e remembrar, 39

paciente como autocurador, 41

significado da, 39

Cura, condições para

intenção, 25

limpeza, 28

mudança, 31

tranquilidade, 26

Cura egípcia, 57, 64, 88, 153, 178, 189

• D

Depressão, exercício de visualização, 90

Desenho, desenhando a doença, 193

Deslocamento do ombro, exercício de visualização, 96

Desmotivação, exercício de visualização, 97

Desoille, Robert, 12, 16

Diabetes, exercício de visualização, 97

Dificuldades emocionais, exercício de visualização, 99

Disfunção tireoidiana, exercício de visualização, 101

Imagens que curam

Distúrbios gastrintestinais crônicos, exercício de visualização, 103
Distúrbios hepáticos, exercício de visualização, 107
Distúrbios posturais, exercício de visualização, 108
Distúrbios renais, exercício de visualização, 109
Doença cardíaca, exercício de visualização, 111
Doença como sinal de alerta, 218
Doença mental, associação com sujeira, 29
Doenças respiratórias, exercício de visualização, 113
Dor, exercício de visualização, 115
  umbral de dor e vício, 191
Dor de cabeça, exercício de visualização, 118
Dor de dente, exercício de visualização, 116

• **E**
Eczema, exercício de visualização, 121
Edema, exercício de visualização, 123
Efeitos da quimioterapia, exercício de visualização, 123
Emoções
  conexão com a visualização, 35
  sensações e, 35
Esclerose múltipla, exercício de visualização, 124
Escoliose, exercício de visualização, 126
Esgotamento, exercício de visualização, 130
Espasmo muscular, exercício de visualização, 127
Estresse, exercício de visualização, 128

• **F**
Fadiga adrenal, exercício de visualização, 130
Fenômeno de funcionamento distinto dos hemisférios esquerdo
  e direito do cérebro, 31
Feridas emocionais, exercício de visualização, 132
Fraturas, exercício de visualização, 23, 133
Freud, Sigmund, uso de visualizações, 11-2, 16-7, 42
Frigidez, exercício de visualização, 134

• G

Gatilhos, 52-3, 56
Glaucoma, exercício de visualização, 135

• H

Hemorroidas, exercício de visualização, 138
Herpes genital, exercício de visualização, 138
Hipermetropia, exercício de visualização, 141
Hipertensão, exercício de visualização, 142
Hipocondria, exercício de visualização, 159

• I

Imagination, cognition and personality, 15
Impotência, exercício de visualização, 144
Imunossupressão, exercício de visualização, 145
Inchaço, exercício de visualização, 148
Indecisão, exercício de visualização, 149
Infecções do trato respiratório superior, exercício de visualização, 150
Infecções vaginais, exercício de visualização, 153
Infertilidade, 51
exercício de visualização, 154
Insegurança, exercício de visualização, 155
Insônia, exercício de visualização, 156
Intenção,
preparando a mente para a visualização, 25
vontade e, 26
Interpretação dos sonhos, A (Freud), 16
Intuição, 13, 31, 51
visualização e, 13-4

• J

Janov, Arthur, 191
Journal of Mental Imagery, 15
Jung, Carl, 16

Imagens que curam

· L

Leucemia, exercício de visualização, 157
Leuner, Hanscarl, 16
Ligação mente-corpo, 35, 42
emoções, 35
exemplo de, 43
sensações, 35
Limpeza, 56
exercício de limpeza, 200
preparando a mente para a visualização, 25
significado interior da, 29
vida moral e, 29
visão histórica, 28

· M

Mal-estar, exercício de visualização, 159
Medo, exercício de visualização, 159
Miopia, exercício de visualização, 141
Mononucleose, exercício de visualização, 162
Mudança
preparando a mente para a visualização, 25
"sentir-se bem", 31

· N

Negatividade, uso positivo da, 218
Nervo vago, 48

· O

Obesidade, exercício de visualização, 163
Osíris, 39

· P

Pancreatite, exercício de visualização, 166
Pânico, exercício de visualização, 167

Gerald Epstein

Parar de, "exercícios de parar", 191
Parto, bebê mal posicionado, exercício de visualização, 80
Passado
  exercício "dando a si mesmo um novo começo", 202
  exercício "enterrando o passado", 199
  exercício "redesenhando o passado", 206
  remembrando e curando, 39
Pavlov, Ivan, 52, 100
Pensamento/pensar, formas de, 13
  fenômeno de funcionamento distinto dos hemisférios esquerdo
  e direito do cérebro, 31
Pensamento lógico, 13
Pensamentos obsessivos, exercício de visualização, 169
Pesar, exercício de visualização, 169
Pólipos e tumores, exercício de visualização, 170
Postura sentada, para a visualização, 45
Preocupações, exercício de visualização, 172
Preparação para a cirurgia, 173
Preparando a mente para a visualização, 25-6
  intenção, 25
  limpeza, 28
  mudança, 31
  tranquilidade, 26
Problemas de coluna, exercício de visualização, 174
Problemas de pele, exercício de visualização, 177
Problemas respiratórios, exercício de visualização, 179
Psoríase, exercício de visualização, 180

• R

Raiva, exercício de visualização, 182
Relacionamento, término de, exercício de visualização, 185
Relaxamento
  exercício de relaxamento, 205
  respiração e, 27
Remembramento, e cura, 39
Resfriado, exercício de visualização, 183

Imagens que curam

Respiração
relaxamento e, 28
respiração reversa, 48
técnica de respiração durante a visualização, 47
Ritmo biológico, 55

• S

Saúde, exercício relacionado com a
checape corpomente, 197
exercício "dando a si mesmo um novo começo", 202
exercício de autorrenovação, 207
exercício de bem-estar geral, 201
exercício de limpeza, 200
exercício de relaxamento, 205
exercício "enterrando o passado", 199
exercício "redesenhando o passado", 206
Sensação de mal-estar, exercício de visualização, 159
Smolenski, Ivan, 100
Solidão, exercício de visualização, 183
Sonho desperto dirigido, 12-3

• T

Tempo, conceito de, 31-2
Tensão pré-menstrual, exercício de visualização, 184
Terminando um relacionamento, exercício de visualização, 185
Tontura, exercício de visualização, 187
Tranquilidade
preparando a mente para a visualização, 25
tranquilidade exterior e interior, 27
Tumores, exercício de visualização, 188

• V

Verrugas, exercício de visualização, 188
Vícios
exercício de visualização, 190
"exercícios de parar", 191

Gerald Epstein

Vida moral, e limpeza, 30
Vírus Epstein-Barr, exercício de visualização, 192
Visualização, prática da,
abordagem "sem exigência", 48
ansiedade durante a sessão, 52
ciclos, 55
como complementação para o tratamento médico, 54
dicas para desenvolver suas próprias visualizações, 209
duração das sessões, 52
estimulação para a, 48
horário para a, 53
intenção, 25
limpeza, 28
mudança, 31
olhos fechados durante a, 55
postura corporal, 45
preparação mental para a, 25
sensações durante a, 52
tranquilidade, 26
Visualizações
efeitos físicos, 14
eixo vertical das, 37
emoções e, 35
e intuição, 13, 50
pensamento pictórico como, 13-4, 24
periódicos sobre, 15
sensações e, 36
terapia do sonho desperto, 12-3
uso por Freud, 16
visão histórica, 15
Vontade, e intenção, 25